Mohammad Karimi
Mahsa Kaviani Borojeni

Teorias, Estratégias e Mecanismos de Avaliação da Análise da Estabilidade

Mohammad Karimi
Mahsa Kaviani Borojeni

Teorias, Estratégias e Mecanismos de Avaliação da Análise da Estabilidade

ScienciaScripts

Cover image: www.ingimage.com

This book is a translation from the original published under ISBN 978-3-659-85298-5.

Publisher:
Sciencia Scripts
is a trademark of
Dodo Books Indian Ocean Ltd. and OmniScriptum S.R.L publishing group

120 High Road, East Finchley, London, N2 9ED, United Kingdom
Str. Armeneasca 28/1, office 1, Chisinau MD-2012, Republic of Moldova, Europe
Managing Directors: Ieva Konstantinova, Victoria Ursu
info@omniscriptum.com

Printed at: see last page
ISBN: 978-620-8-37368-9

Conteúdo

EM MEMÓRIA DOS NOSSOS PAIS E

DEDICADO ÀS NOSSAS FAMÍLIAS, COM UMA GRATIDÃO SINCERA PELO SEU APOIO E SUPORTE DURANTE O LONGO DESENVOLVIMENTO DESTE LIVRO

Preferência

A estabilidade é definida como a capacidade dos indivíduos de manterem o seu corpo numa posição estável e de fazerem regressar o corpo de uma posição instável para uma posição estável. Atualmente, é controlada pelos sistemas neuromuscular, somatossensorial e vestibular. Não há dúvida de que qualquer deficiência nos sistemas acima mencionados influenciará a capacidade dos indivíduos de manterem a sua estabilidade de pé.

A avaliação da estabilidade da posição de pé é muito importante, uma vez que ajuda a diminuir o risco de queda e melhora a qualidade de vida. Existem vários métodos que podem ser utilizados para determinar a funcionalidade e a fisiologia da estabilidade. A principal questão que se coloca aqui é saber qual o método mais sensível para representar os problemas associados à estabilidade de pé e para prever o risco de quedas. Por isso, é muito importante avaliar a eficácia dos vários métodos que podem ser utilizados neste domínio. Neste livro, tentou-se definir vários métodos que podem ser utilizados para avaliar a estabilidade. De facto, a avaliação da estabilidade pode ser categorizada como análise da estabilidade durante a posição de pé tranquila, durante a marcha e a corrida, durante a realização de várias tarefas manuais, durante a posição de sentado para de pé e enquanto está sentado.

Este livro debruça-se sobre vários tipos de estabilidade e respectivos métodos de avaliação em 6 capítulos. O primeiro capítulo deste livro centra-se na definição de estabilidade, equilíbrio e postura. Além disso, tentou-se representar os vários sistemas que influenciam a estabilidade e também a teoria subjacente à estabilidade e ao equilíbrio.

No segundo capítulo deste livro, é apresentada a definição de queda, os riscos intrínsecos de queda e os riscos extrínsecos de queda. Além disso, foram descritos com mais pormenor os métodos que podem ser utilizados para distinguir entre pessoas que caem e pessoas que não caem e também o método para avaliar a estabilidade durante a posição de pé.

No terceiro capítulo deste livro, são descritos com mais pormenor os métodos que podem ser utilizados para avaliar a estabilidade durante a permanência de pé, a marcha, a execução de tarefas manuais, a posição sentada e a posição sentada. Para além disso, foram discutidas as vantagens e desvantagens destes métodos.

No quarto capítulo deste livro, a utilização da placa de forças para avaliar a estabilidade foi mencionada com mais pormenor. Os vários parâmetros que podem ser utilizados para determinar a estabilidade com base em abordagens lineares e não lineares foram mencionados com mais pormenor.

No quinto capítulo deste livro, a fiabilidade e a validade dos parâmetros de estabilidade foram mencionadas separadamente para abordagens lineares e não lineares. Tentou-se determinar a fiabilidade de todos os métodos utilizados para avaliar a estabilidade durante a posição de pé, a marcha e o sit to stand.

O sexto capítulo deste livro centra-se sobretudo no procedimento de análise de estabilidade. Tentou-se mencionar a análise de estabilidade com base em métodos padrão. Alguns factores, como a duração do ensaio, a frequência da recolha de dados e a frequência de corte, foram mencionados em pormenor. Além disso, foram referidos dois métodos de modelação utilizados para determinar a estabilidade dinâmica.

Por conseguinte, este livro resume todos os métodos disponíveis para a avaliação da estabilidade. A leitura deste livro é vivamente recomendada tanto para investigadores como para clínicos que trabalham com a estabilidade de indivíduos com várias doenças neuromusculares.

Capítulo 1

At the end of this chapter you should be able to define:

- Balance, posture and standing stability
- Systems responsible to regulate stability
- The theories regarding stability
- Strategies used to enhance stability
- Role of muscles to improve standing stability

1. Equilíbrio, postura e estabilidade de pé

1.1 Equilíbrio

O equilíbrio é definido como a capacidade de manter o equilíbrio através da localização do centro de gravidade na base de apoio (BOS) [1]. O centro de gravidade do corpo humano é influenciado por alterações nas posições dos segmentos do corpo, bem como pelos movimentos dos segmentos do corpo em relação uns aos outros [2, 3]. De facto, para manter o equilíbrio, devem ocorrer vários movimentos no corpo, que são controlados por um processo complexo que envolve o sistema sensorial, o sistema músculo-esquelético e o sistema nervoso central (SNC) [1, 4]. A deficiência em qualquer um dos sistemas acima mencionados influencia a capacidade de um indivíduo se manter de pé e andar.

1.2 Postura

A postura é definida como a localização e orientação dos segmentos do corpo em relação ao vetor gravitacional [3]. Embora a postura e o equilíbrio possam ser utilizados indistintamente, existem diferenças. A postura é uma caraterística do corpo humano mantida na posição vertical, enquanto o equilíbrio é a dinâmica da postura corporal para evitar a queda [4, 5]. Como foi descrito anteriormente, o equilíbrio requer a integração de vários sistemas.

A postura e a estabilidade implicam a integração de estratégias de processamento mecânicas, sensoriais e motoras que permitem uma postura erecta. A postura pode ser definida como as posições rotacionais e translacionais de segmentos corporais adjacentes e a sua orientação relativamente à gravidade. No entanto, a estabilidade é a capacidade de controlar a amplitude e a velocidade do deslocamento do centro de gravidade (CoG) enquanto se está de pé [3]. Assim, quanto menor a magnitude do deslocamento do CdG e a velocidade do CdG, melhor a estabilidade.

1.3 Sistemas influentes na estabilidade e no equilíbrio

Três sistemas principais estão envolvidos no equilíbrio e na postura: 1) visão, 2) sistema vestibular, e 3) sistema somatossensorial [1, 3].

1.3.1 O sistema visual

O sistema visual desempenha um papel importante no reforço da estabilidade durante a posição de pé e a marcha. Divide-se em sistemas focal e ambiente. O sistema visual é especializado na perceção do movimento e no reconhecimento de objectos, sendo também designado por visão central [6, 7]. O primeiro, designado por visão ambiente ou periférica, é sensível ao sentido do movimento e pensa-se que domina tanto a perceção do movimento próprio como o controlo postural. Guerraz e Bronstein (2008) mostraram que o deslizamento da retina, que faz parte da perceção aferente do movimento, está relacionado com a deslocação de uma pessoa pelo sistema nervoso central [8]. Embora a visão tenha um papel significativo na melhoria da estabilidade, as pessoas podem ficar de pé e andar sem a informação do sistema sensorial visual [9]. A questão principal é saber porque é que o movimento dos olhos não tem influência na estabilidade de pé. Duas teorias explicam a manutenção da estabilidade apesar dos movimentos oculares, ou seja, as teorias do fluxo de entrada e do fluxo de saída [8].

Com base na teoria do influxo, os receptores proprioceptivos (fusos musculares) localizados no músculo extraocular fornecem informações sobre a posição e o deslocamento dos olhos na órbita [8, 10]. No entanto, a teoria do fluxo de saída afirma que os ramos do fluxo de saída neural (descarga corolária) ou cópias eferentes (sinais sobre os movimentos oculares) informam o SNC para manter a consistência visual [8].

1.3.2 Sistema vestibular

O sistema vestibular distingue-se dos outros sistemas pelo facto de ser multissensorial e multimodal. Este é um sistema crucial para a deteção de posições e movimentos da cabeça, particularmente durante a rotação [11]. É constituído por 5 órgãos distintos, incluindo 3 canais semicirculares (sensíveis à aceleração angular) e 2 órgãos otolíticos (sensíveis à aceleração linear). Os canais semicirculares estão dispostos perpendicularmente uns aos outros [12, 13].

Os órgãos otolíticos incluem o utrículo e o sáculo. O utrículo é responsável pela deteção de movimentos no plano horizontal (para a frente, para trás, para a direita e para a esquerda). Em contrapartida, os movimentos que ocorrem no plano sagital são detetados pelo sáculo (movimentos para cima e para baixo) [12]. A Figura 1.1 mostra as diferentes partes do sistema vestibular.

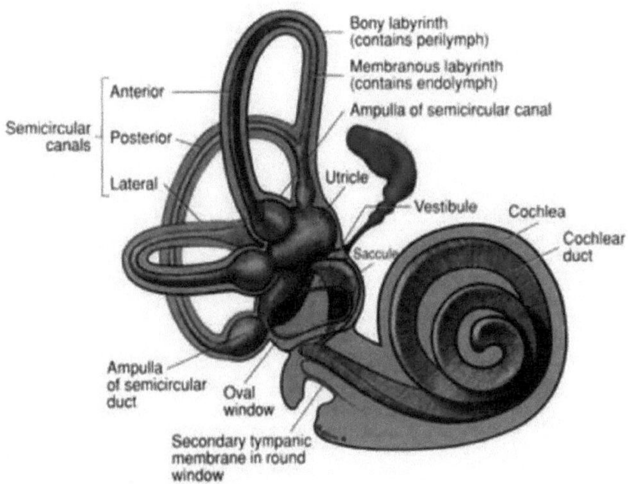

Figura 1.1: Diferentes partes do sistema vestibular.

1.3.3 Sistema somatossensorial

Não há dúvida de que a propriocepção e os estímulos cutâneos são muito importantes para manter uma postura normal e tranquila e uma deambulação segura. O sistema somatossensorial é constituído por um grande número de órgãos proprioceptivos e mecano-receptivos localizados na pele, nos músculos esqueléticos e nos ossos [12, 14].

Os fusos musculares incluem mecanorreceptores que fornecem informações sobre o comprimento do músculo e a velocidade de contração. Esta informação é importante para regular o movimento das articulações e o sentido da posição. Os órgãos tendinosos de Golgi são os outros órgãos que contribuem para a informação proprioceptiva. Estes órgãos, localizados no tendão, recolhem informações sobre as forças de tração [12, 15].

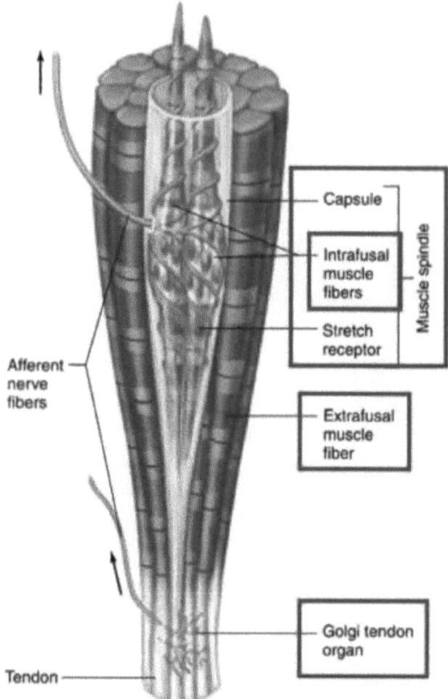

Figura 1.2: O órgão tendinoso de Golgi e os fusos musculares como partes principais do sistema somatossensorial.

1.4 As teorias da estabilidade

Até à data, foram desenvolvidas teorias que descrevem a estabilidade e o equilíbrio, bem como o desempenho dos sistemas que contribuem para a regulação da estabilidade, incluindo:

1) Teoria moderna,
2) Teoria do pêndulo invertido,
3) Ponto de Momento Zero (ZMP),
4) Modelos proporcionais, integrativos e derivados
5) Estratégia de controlo ideal para estimular os comportamentos de oscilação (ação muscular).

1.4.1 Teoria moderna

A teoria moderna do controlo postural foi estabelecida por Magnus e Dekleijn. Com base nesta teoria, cada espécie animal tem um mecanismo especial para controlar a postura. O mecanismo utilizado por cada animal depende dos reflexos posturais e das reacções posturais, que se baseiam nas entradas para o SNC dos órgãos sensoriais (visual, propriocepção e vestibular) [16, 17]. No entanto, a maioria destas acções é regulada com base no vetor COG, que realiza as duas tarefas principais seguintes:

1) Ativação dos músculos extensores para atuar contra o vetor de gravidade

2) Estabilização do COG em relação ao solo.

1.4.2 Teoria do pêndulo invertido

Neste modelo, parte-se do princípio de que o corpo em posição de repouso gira em torno da articulação do tornozelo. Por conseguinte, a manutenção do COM dentro dos limites produz um ligeiro movimento na direção ântero-posterior (AP). Com base neste modelo, a estabilidade é regulada pela aceleração horizontal e pela relação centro de pressão (COP)-COM enquanto se está de pé [3]. Existem alguns músculos à volta da articulação do tornozelo que movem o corpo no plano AP. O movimento para a frente do corpo é controlado pelos flexores plantares do tornozelo (sóleo e gastrocnémio), enquanto o movimento para trás é controlado principalmente pelo dorsiflexor da articulação do tornozelo (tibial anterior).

O desempenho dos músculos que rodeiam as articulações do tornozelo é importante para contrariar os momentos produzidos pela gravidade. Podem ser utilizadas algumas estratégias para regular a estabilidade em pé, incluindo a estratégia do tornozelo, a estratégia da anca e a estratégia do passo (ação muscular) [3].

1.4.2.1 Estratégia para os tornozelos

A estratégia do tornozelo é definida como o movimento da articulação do tornozelo sem movimento significativo na articulação da anca para controlar a postura. Esta estratégia é utilizada para manter ativamente o equilíbrio quando a magnitude da oscilação da COM é pequena. É de salientar que esta estratégia é normalmente utilizada quando a perturbação é pequena, e também quando o indivíduo está de pé numa superfície firme. Esta estratégia é normalmente utilizada como estratégia primária para estabilizar o corpo durante a posição de pé e é maioritariamente controlada pelos flexores plantares do tornozelo (controlam o movimento para a frente do corpo na articulação do tornozelo) e pelos dorsiflexores do tornozelo (controlam o movimento para trás do corpo na articulação do tornozelo) [3]. A Figura 1.3 demonstra a estratégia do tornozelo.

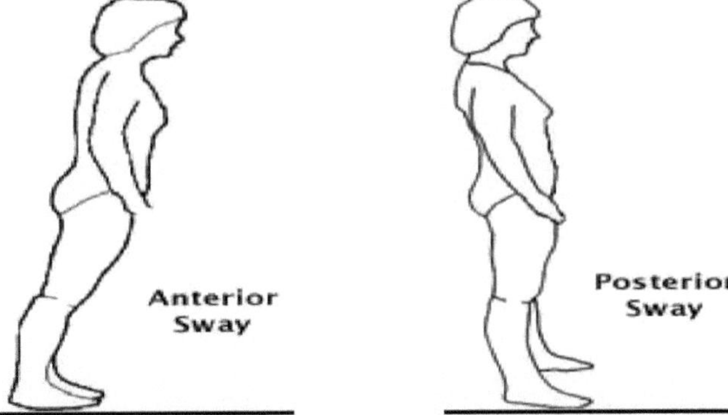

Figura 1.3: A estratégia do tornozelo como primeiro mecanismo de controlo do equilíbrio

1.4.2.2 Estratégia para a anca

Para além da estratégia do tornozelo, a estratégia da anca também é importante para estabilizar os indivíduos durante a posição de pé, com base no modelo do pêndulo invertido. Esta estratégia está sobretudo ativa quando os músculos do tornozelo não conseguem controlar os movimentos do corpo. Os músculos abdominais e reto-femorais desempenham um papel importante nesta estratégia, que é mais ativa quando o indivíduo está de pé numa superfície estreita ou flexível. Nesta condição, a ativação muscular começa proximalmente e move-se distalmente. A Figura 1.4 mostra a estratégia da anca.

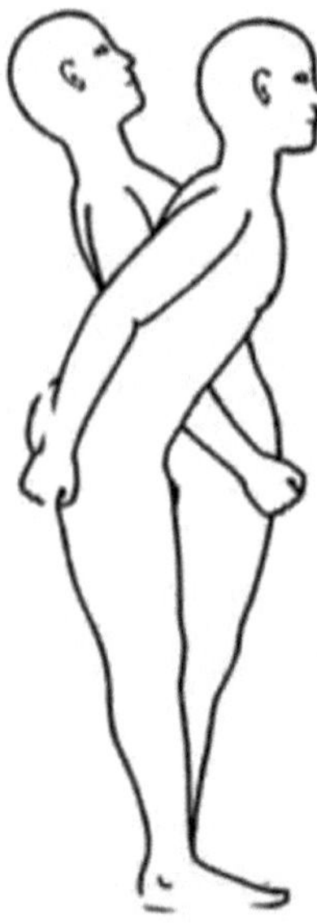

Figura 1.4: Estratégia da anca utilizada para melhorar a estabilidade em pé.

1.4.2.3 Estratégia por etapas

A terceira estratégia mencionada na literatura para alcançar o equilíbrio em condições de maior desafio é a estratégia do passo (estratégia de ação muscular) [3]. Esta estratégia é utilizada para realinhar a base de apoio relativamente ao COM. A Figura 1.5 mostra diferentes estratégias utilizadas pelo corpo para controlar a estabilidade.

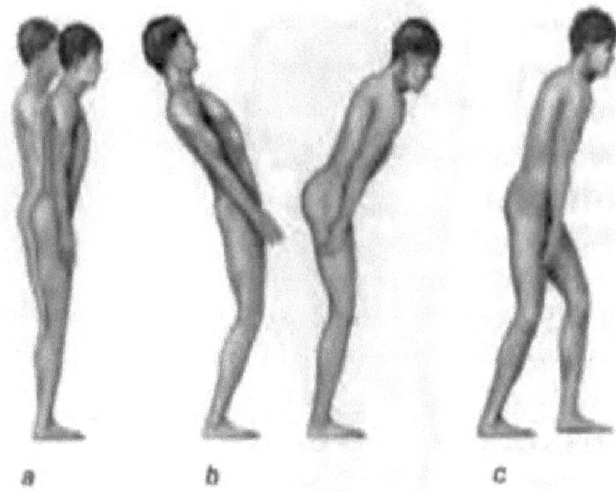

Figura 1.5: Diferentes estratégias utilizadas pelo corpo para controlar a estabilidade; estratégia do tornozelo (a), estratégia da anca (b) e estratégia do passo (c).

1.4.2 Ponto de momento zero (ZMP)

O ZMP é definido como um ponto no solo no qual os momentos, as forças de inércia e as forças gravitacionais são iguais a zero. Por outras palavras, não têm qualquer componente ao longo do eixo horizontal. O principal princípio de estabilidade e controlo baseado neste modelo é que o CoP permanece dentro do polígono do pé de apoio e o pé permanece firmemente no solo. Este conceito foi introduzido por Vukobratovic no terceiro congresso sindical de mecânica teórica e aplicada em Moscovo [18, 19].

As outras duas teorias não são tão famosas como as anteriores.

1.5 Papel dos músculos na estabilidade em pé

Os músculos que influenciam o desempenho dos indivíduos durante a posição de pé podem ser divididos em musculatura dos membros inferiores e musculatura dos membros superiores.

1.5.1 Musculaturas dos membros inferiores

O músculo sóleo é a principal musculatura do membro inferior que influencia a estabilidade em pé através do seu efeito na articulação do tornozelo para controlar o movimento para a frente do corpo sobre os pés. O desempenho deste músculo é controlado pelo tibial anterior, que produz o movimento do corpo para a frente sobre a articulação do tornozelo. O gastrocnémio é outro músculo que ajuda o músculo sóleo a manter a articulação do tornozelo numa posição estável [3]. O músculo reto femoral é outro músculo importante que controla os movimentos da anca e do joelho. De facto, é o principal músculo que trabalha na articulação da anca na estratégia da articulação da anca.

1.5.2 Musculaturas dos membros superiores

Vários músculos do membro superior trabalham para melhorar o equilíbrio em pé, incluindo os músculos dos lados anterior e posterior do tronco, juntamente com os braços e o pescoço.

O músculo **reto** abdominal é considerado o principal músculo abdominal que afecta o controlo postural. O músculo **transverso do abdómen** é o outro músculo responsável pela manutenção da estabilidade. **Os músculos oblíquos** também desempenham um papel na estabilidade durante a posição de pé.

Os músculos erectores da espinha situam-se na parte posterior do tronco e desempenham um papel importante na extensão do tronco e na manutenção do controlo postural humano. Afirma-se que estes músculos são os principais músculos de correção do equilíbrio durante a translação da superfície para trás.

O deltoide é o principal abdutor do complexo do ombro que controla ainda mais os movimentos do membro superior durante a posição de pé. Os compartimentos anterior e posterior deste músculo controlam os movimentos para trás e para a frente, respetivamente.

Referências

1. Jacobson, G.P., C.W. Newman, e J.M. Kartush, Handbook of balance function testing. 1993: Mosby Year Book. xii,439p.

2. Winter, D.A., The biomechanics and motor control of human gait: normal, elderly and pathological. 2ª ed. ed. 1991, Waterloo, Ont: Waterloo Biomechanics. x, 143p.

3. Winter, D.A., Human balance and posture control during standing and walking. Gait & posture, 1995. **3**(4): p. 193-214.

4. Chang, W.-R., Measuring slipperiness : human locomotion and surface factors. 2003, Londres: Taylor and Francis. xii, 182 p.

5. Danis, C.G., D.E. Krebs, K.M. Gill-Body, and S. Sahrmann, Relationship between standing posture and stability. Phys Ther, 1998. **78**(5): p. 502-17.

6. Shumway-Cook, A. e M.H. Woollacott, Motor control : theory and practical applications. 1995, Baltimore; Londres: Williams & Wilkins. x, 475 p.

7. Shumway-Cook, A. e M.H. Woollacott, Motor control : theory and practical applications. 2ª ed. 2001, Filadélfia; Londres: Lippincott Williams & Wilkins. x, 614 p.

8. Guerraz, M. and A.M. Bronstein, Ocular versus extraocular control of posture and equilibrium. Neurophysiol Clin, 2008. **38**(6): p. 391-8.

9. Iwamoto, T., H. Hanyu, e T. Umahara, [Alterações do sistema sensorial relacionadas com a idade]. Nihon Rinsho, 2013. **71**(10): p. 1720-5.

10. Donaldson, I.M., The functions of the proprioceptors of the eye muscles (As funções dos proprioceptores dos músculos do olho). Philos Trans R Soc Lond B Biol Sci, 2000. **355**(1404): p. 1685-754.

11. Angelaki, D.E. e K.E. Cullen, Vestibular system: the many facets of a multimodal sense. Annu Rev Neurosci, 2008. **31**: p. 125-50.

12. Gray, H., H.V. Carter, T.P. Pick, e R. Howden, Gray's anatomy. Edição do século XX. ed. Vol. 46.

1994, Londres: Senado. xliii, 1248 p.

13. Marieb, E.N., Human anatomy and physiology laboratory manual: fetal pig version. A série Benjamin/Cummings nas ciências da vida. Vol. 7. 1989, Redwood City, Califórnia: Benjamin/Cummings Pub. Co. 1103.

14. Shaffer, S.W. e A.L. Harrison, Aging of the somatosensory system: a translational perspective (Envelhecimento do sistema somatossensorial: uma perspetiva translacional). Phys Ther, 2007. **87**(2): p. 193-207.

15. Aspectos fisiológicos do treino e do rendimento desportivo. 2ª ed.

16. Fedrizzi, E., G. Avanzini, P. Crenna, e Fondazione Pierfranco e Luisa Mariani, Desenvolvimento motor na criança: curso de pós-graduação da Fundação Pierfranco e Luisa Mariani, Universidade Estatal de Milão, 10-12 de março de 1993. Série de neurologia pediátrica da Fundação Mariani,. 1994, Londres: Libbey. vi, 185 p.

17. Gallahue, D.L., Understanding motor development in children. 1982, Nova Iorque: Wiley. xv, 455 p.

18. Dijkstra, E.J. e E.M. Gutierrez-Farewik, Computação da força de reação do solo utilizando o Ponto de Momento Zero. J Biomech, 2015. **48**(14): p. 3776-81.

19. Dekker, M., Método do ponto de momento zero para marcha bípede estável. Eindhoven, julho de 2009.

Capítulo 2

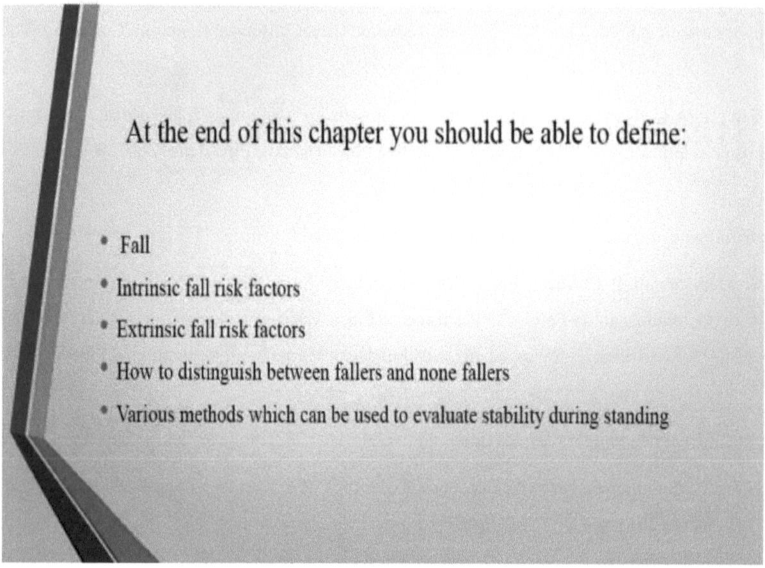

2. outono

Uma queda é definida como uma mudança súbita e inesperada na posição do corpo, em que o mecanismo do corpo que controla o equilíbrio não consegue controlar corretamente o desequilíbrio. A incidência de quedas está a aumentar devido a uma mudança na idade dos indivíduos. Na população com mais de 65 anos, cerca de 85% a 90% dos idosos que vivem na comunidade, geralmente saudáveis, caem anualmente. É de salientar que entre 10 e 25% das quedas estão associadas a fracturas, lacerações e cuidados hospitalares [1-3]. Com base nos resultados da investigação realizada por Nyberg et al, aproximadamente 95% de todas as fracturas nos Estados Unidos resultam de quedas [4]. A principal questão que se coloca aqui é: quais são as principais razões para cair? Para responder a esta pergunta, é importante identificar os factores de risco de queda. Esses factores podem ser classificados como factores intrínsecos, extrínsecos ou ambientais.

2.1 Factores de risco intrínsecos

Os factores de risco intrínsecos incluem: idade, perda ou alteração sensorial, síncope, hemiplegia, hipotensão, problemas cardíacos, perturbações do equilíbrio, perturbações da marcha, perturbações neurológicas progressivas, diminuição da amplitude de movimento, diminuição da força muscular, efeitos secundários da medicação, perturbações cognitivas ou perceptivas e vertigens [5-7]. A Tabela 1 resume os principais factores de risco caracterizados como factores intrínsecos.

Na verdade, a maior parte dos factores de risco mencionados estão associados ao processo de envelhecimento. Os idosos têm de consumir vários medicamentos que acabam por influenciar as suas reacções para controlar a estabilidade. O desempenho do sistema cardiovascular também influencia a estabilidade dos idosos. Ocorrem várias alterações fisiológicas no sistema cardiovascular que predispõem os idosos a uma diminuição da pressão arterial (hipotensão) e a batimentos cardíacos irregulares (disritmia) [5, 6]. Quando os indivíduos envelhecem, os sistemas que controlam a pressão arterial não funcionam corretamente. Isto pode resultar num aumento dos episódios de tonturas e vertigens que, por fim, levam a pessoa a cair.

A associação entre hipotensão ortostática e aumento do risco de quedas tem sido apoiada por vários estudos de investigação [8, 9]. No estudo efectuado por Camphell et al (1981), os indivíduos com pressão arterial sistólica mais baixa sofreram mais quedas [10]. É também de notar que o desempenho do sistema músculo-esquelético diminui com o envelhecimento, o que se deve à atrofia muscular, à calcificação dos tendões e ligamentos e ao aumento da curvatura da coluna [11-13].

2.1.1 Efeitos do envelhecimento no controlo postural

Com o envelhecimento, ocorrem alterações biológicas, fisiológicas e psicológicas. No entanto, deve ser enfatizado que a população idosa é definida como um indivíduo com 65 anos ou mais. Os idosos podem ser classificados como jovens, velhos (65-74 anos), de meia-idade (74-84 anos) e idosos (85+ anos) [14]. Durante o envelhecimento, o desempenho do sistema neuromuscular diminui, o que acaba por influenciar a estabilidade em pé [13, 15]. Estas alterações influenciam o equilíbrio e o controlo postural e são conseguidas com movimentos mais lentos e deliberados. Os adultos mais velhos exibem maiores velocidades, distâncias, amplitudes e frequências de COP [16, 17]. Deve ser enfatizado que o envelhecimento influencia a visão, o sistema vestibular e também os sistemas somatossensoriais. Os idosos, em comparação com os jovens, utilizam mais frequentemente a estratégia da anca do que a estratégia do tornozelo para estabilizar o corpo durante a posição de pé tranquila.

FACTOR DE RISCO	MÉDICO	INTERVENÇÕES DE REABILITAÇÃO OU AMBIENTAIS
Redução da acuidade visual: aptidão para o escuro e perceção	Refração: extração de cataratas	Avaliação da segurança do lar
Redução da audição	Remoção de cerume: avaliação audiológica	Aparelho auditivo, se for caso disso (com formação): redução do ruído de fundo
Disfunção vestibular	Evitar medicamentos que afectem o sistema vestibular, avaliação neurológica ou do ouvido, nariz e garganta	Exercícios de habituação
Disfunção proprioceptiva Doenças degenerativas cervicais e neuropatia periférica	Despistagem da deficiência de vitamina B12 e da espondilose cervical	Exercícios de equilíbrio; ajuda adequada para caminhar, calçado de tamanho correto com sola firme, avaliação da segurança em casa
Demência	Deteção de causas reversíveis; evitar o uso de medicamentos sedativos ou de	Exercício e deambulação supervisionados; avaliação da

	ação central	segurança no domicílio
Perturbações músculo-esqueléticas	Avaliação diagnóstica adequada	Treino do equilíbrio e da marcha; exercícios de reforço muscular, auxiliar de marcha, avaliação da segurança no domicílio
Afecções dos pés (calosidades, joanetes, deformações)	Raspagem de calosidades, bunionectomia	Corte das unhas, calçado adequado
Hipotensão postural	Avaliação da medicação; reidratação, eventual alteração dos factores situacionais (por exemplo, refeições, mudança de posição)	Exercícios de dorsiflexão; meias com graduação de pressão, elevação da cabeceira da cama, utilização de mesa basculante se a condição for grave
Utilização de medicamentos (sedativos: Benzodiazepinas, fenotiazinas, antidepressivos, anti-hipertensivos, outros: Antoarrítmicos, Anticonvulsivantes, diuréticos, álcool)	Medidas a adotar: 1. Tentativa de redução do número total de medicamentos tomados 2. Avaliação dos riscos e benefícios de cada medicamento 3. Seleção da medicação, se necessário, de ação menos central, menos associada a hipotensão postural e de ação mais curta 4. Prescrição da dose eficaz mais baixa 5. Reavaliação frequente dos riscos e benefícios	

Quadro 1: Factores de risco intrínsecos de queda (Adaptado de Tinetti e Speechley 1989)[5, 6]

2.1.1.1 Adaptação da marcha

A adaptação da marcha também sofre influências devido ao envelhecimento. O padrão da marcha é significativamente influenciado por algumas doenças como a artrite, a osteoporose, a dor nas articulações e algumas doenças neuromusculares como a doença de Parkinson e a esclerose múltipla [18-25]. Não há dúvida de que o padrão de marcha e a amplitude de movimento das articulações são influenciados pelas doenças, o que acaba por aumentar o risco de quedas. Isto significa que os indivíduos idosos não podem utilizar o mecanismo de marcha adequado para manter a sua estabilidade.

2.1.1.2 Sistema geniturinário

Outro problema associado ao envelhecimento são os problemas do sistema geniturinário. Os episódios de incontinência são uma das principais causas de queda. Com base nos resultados da investigação efectuada por Sehested e Serverin-Nielsen, as quedas estão positivamente correlacionadas com a necessidade de defecar [26].

2.1.1.3 Visão

A visão também diminui com o envelhecimento e é importante para manter a estabilidade. Alguns factores, como a adaptação da acuidade visual ao escuro, a visão periférica, a sensibilidade ao contraste e a acomodação, diminuem com o envelhecimento e acabam por influenciar a estabilidade e aumentar o risco de quedas [6, 27-29].

Algumas doenças, como a gripe, as infecções urinárias e a pneumonia, estão associadas a hipotensão, síncope e desequilíbrio eletrolítico, resultando em fraqueza. No entanto, não existem provas suficientes para apoiar os seus efeitos na estabilidade e no risco de queda.

2.2 Factores de risco extrínsecos ou externos

Vários factores do ambiente que rodeia uma pessoa influenciam a sua estabilidade de pé e aumentam o risco de quedas, incluindo a colocação de mobiliário, a existência de vários obstáculos, os dispositivos de assistência utilizados pelos indivíduos, a iluminação e as escadas podem ser classificados neste grupo [6]. Além disso, as caraterísticas do calçado (espessura do calcanhar e da sola), os tapetes soltos, os tapetes com padrões e os pisos escorregadios são outros factores de risco externos.

2.3 Como distinguir entre os que caem e os que não caem

A principal questão aqui colocada é como determinar se um indivíduo é classificado como falhado ou não falhado. Na verdade, podem ser utilizados três métodos principais para determinar o risco de quedas, que incluem: com base na história retrospetiva de quedas (30%), de acordo com a prospetiva de quedas (15%) e com base na avaliação clínica (32,5%) [30]. As Figuras 2.1 e 2.2 resumem uma classificação dos métodos utilizados na literatura para distinguir entre pessoas que caem e não caem.

2.3.1Determinação do risco de queda com base no historial retrospetivo de quedas

As quedas foram verificadas durante um período de seis meses ou mais. Na avaliação clínica, o risco de quedas pode ser determinado através da utilização de alguns instrumentos ou com base em alguns parâmetros.

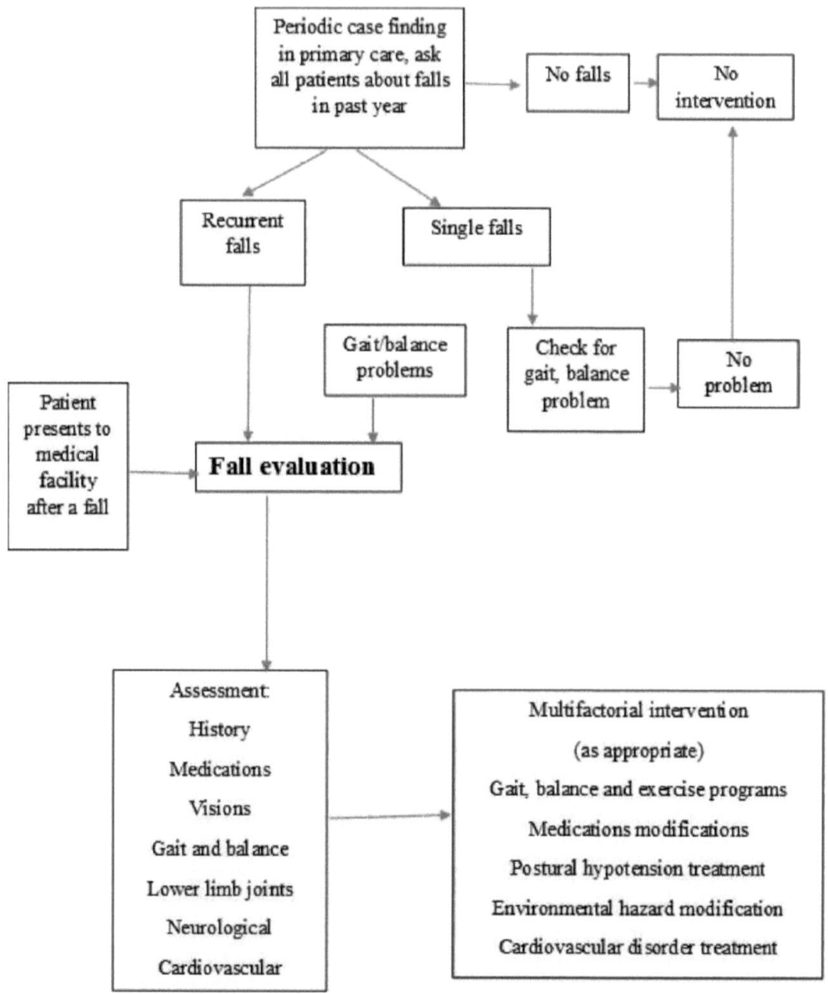

Figura 2.1: Os métodos de avaliação utilizados para distinguir os utilizadores que caem dos que não caem [31]

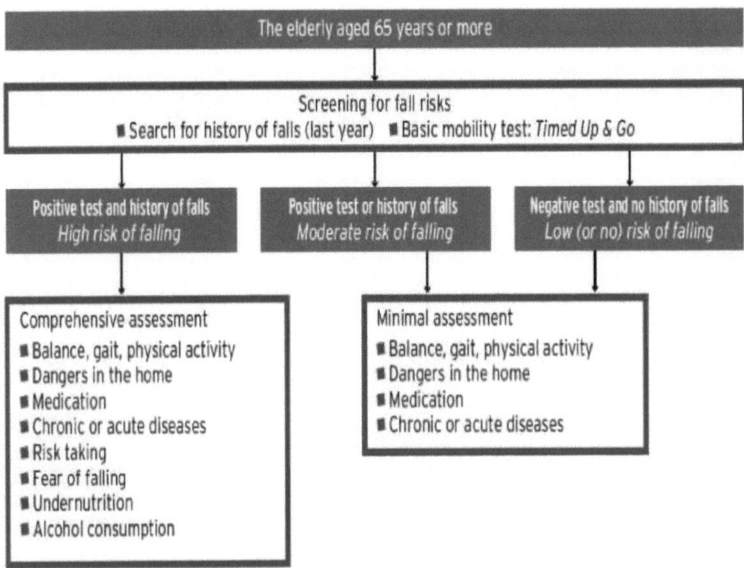

Figura 2.2: Rastreio e avaliação do risco de queda [32]

2.3. 2Determinação do risco de queda com base na avaliação

Persad et al (2010) classificaram as ferramentas de risco de queda em três categorias principais: desempenho numa única tarefa, desempenho em múltiplas tarefas e auto-relato [33]. O desempenho em múltiplas tarefas inclui a avaliação da mobilidade orientada para o desempenho (POMA), a escala de equilíbrio de Berge (BBS), o índice dinâmico da marcha (DGI) e o teste de desempenho físico (PPT).

2.3.2.1 Medidas de desempenho de uma única tarefa

Atualmente, têm sido utilizados vários métodos para determinar a instabilidade e o risco de quedas em indivíduos de várias idades.

2.3.2.1.1 Posição de uma perna só (OLS)

Atualmente, este teste avalia a estabilidade durante uma única posição e os olhos podem estar abertos ou fechados. O tempo total e o número de reposições são registados [33, 34]. No entanto, não há provas suficientes da associação entre o resultado deste teste e o risco de quedas futuras. A Figura 2.3 mostra o procedimento para efetuar este teste.

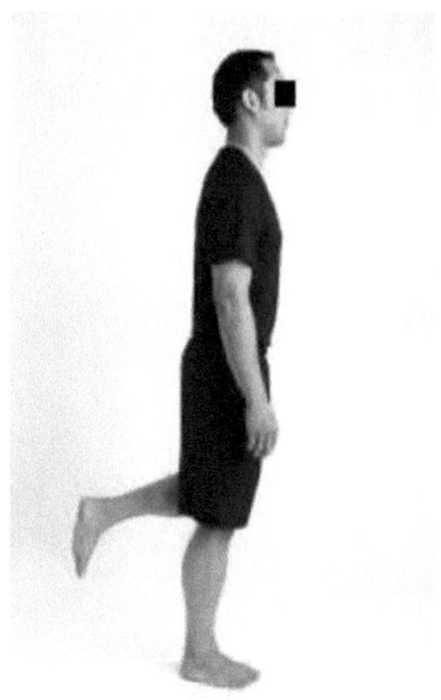

Figura 2.3: Ensaio de resistência com uma perna

2.3.2.1.2 Teste de alcance funcional (FR)

Esta é também uma medida clínica de equilíbrio que mede o mecanismo de deslocação para a frente que um indivíduo pode dar à sua mão (o ombro deve estar em 90 de flexão e o indivíduo não pode mudar a base de apoio durante a posição de pé [11], Figura 2.4).

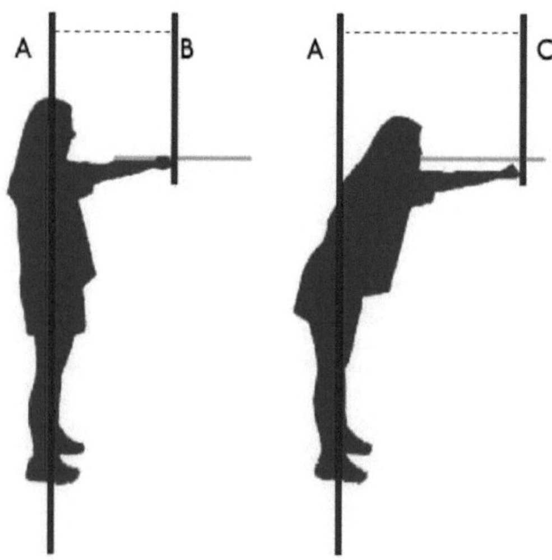

Figura 2.4: Ilustração do teste de alcance funcional

2.3.2.1.3 Transferência de sentado para de pé com 5 repetições (STS5)

O tempo necessário para completar 5 testes de sentar e levantar é registado neste teste. O desempenho dos sujeitos neste teste depende da sua capacidade de controlar o equilíbrio e a mobilidade, a força dos membros inferiores, a oscilação postural e a propriocepção [35, 36], Figura 2.5.

2.3.2.1.4 Teste rápido por etapas

Neste teste, pede-se ao indivíduo que dê um passo o mais rapidamente possível e depois regresse à posição inicial [33]. Este teste parece não ser um bom preditor de quedas.

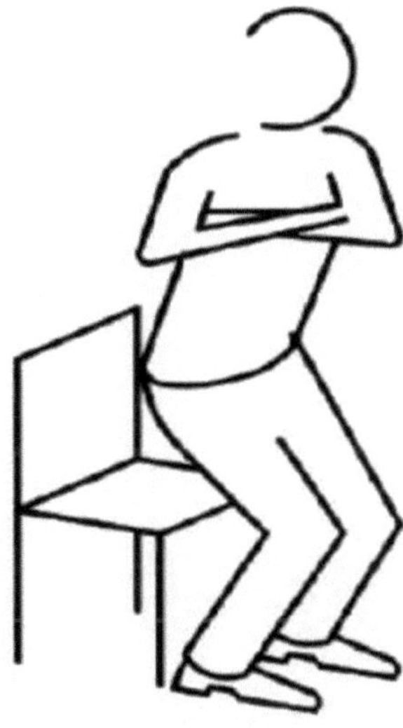

Figura 2.5: Ilustração do teste "sit to stand

2.3.2.1.5 Teste do passo alternativo (AST)

Neste teste, o sujeito coloca o pé esquerdo ou direito alternadamente oito vezes o mais rápido possível numa plataforma (19 cm de altura e 40 cm de largura) [35, 36]. O tempo para completar a tarefa é o resultado final medido, Figura 2.6.

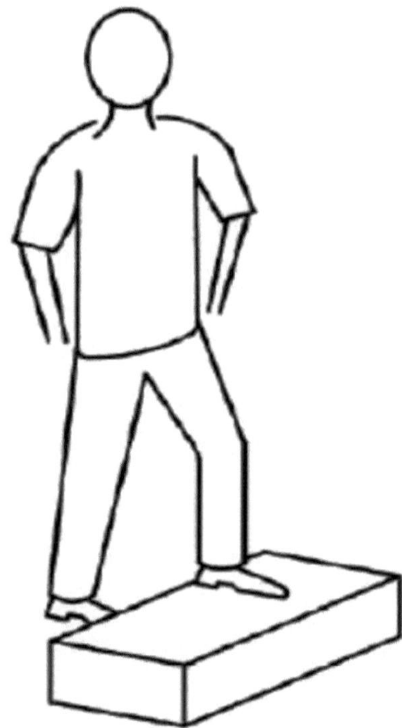

Figura 2.6: Ilustração do teste da etapa alternativa

2.3.2.1.6 Teste dos quatro passos quadrados (FSST)

Pede-se ao indivíduo que mude rapidamente a ordem prescrita de direção, mantendo a face para a frente durante toda a sequência de blocos, de modo a dar um passo para a frente, para trás e para os lados [33, 37], Figura 2.7.

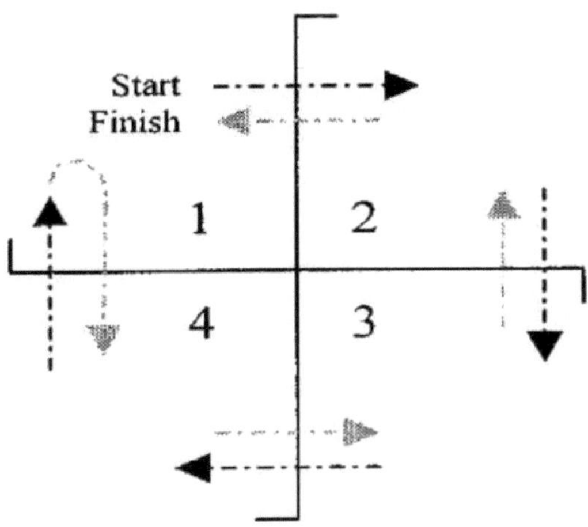

Figura 2.7: Ilustração do teste de quatro passos quadrados

2.3.2.1.7 Comprimento máximo do passo

Neste teste, o sujeito mantém os braços cruzados sobre o peito enquanto dá um passo para fora com uma perna e mantém a posição com a outra perna [33]. O sujeito tem de regressar à posição inicial em um passo. O sujeito é convidado a repetir o teste cinco vezes em cada direção, Figura 2.8.

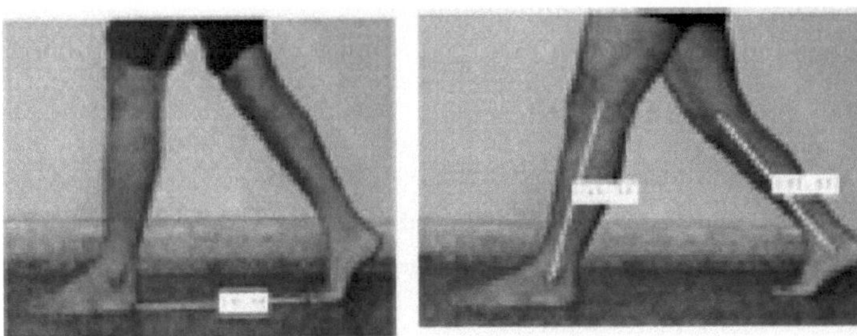

Figura 2.8: Ilustração do ensaio de comprimento máximo do passo

2.3.2.1.8 Velocidade de marcha confortável (CGS)

Este teste é, de facto, utilizado para medir a estabilidade dinâmica. Neste teste, pede-se ao sujeito que caminhe a uma velocidade confortável durante 4 metros [33]. O tempo para completar a tarefa é o principal resultado final. Mais de 5 segundos para completar a tarefa é considerado um risco elevado de queda.

2.3.2.1.9 Tempo e teste

Na verdade, este é o teste mais simples utilizado para avaliar a mobilidade de uma pessoa, que avalia tanto o equilíbrio estático como o dinâmico. É o tempo que uma pessoa demora a levantar-se de uma cadeira, a andar três metros, a virar-se, a voltar à cadeira e a sentar-se. Normalmente, destina-se a pessoas idosas, uma vez que pode ser efectuado pela maioria das pessoas idosas. Foi demonstrado que uma pontuação de 10 segundos ou menos indica uma mobilidade e estabilidade normais. 11-20 segundos estão dentro do limite normal para a maioria dos indivíduos deficientes e idosos e mais de 20 segundos significa que a pessoa precisa de assistência no exterior e indica um exame e intervenção adicionais. Uma pontuação superior a 30 segundos ou mais sugere que a pessoa pode ter tendência para cair [38]. A Figura 2.9 mostra o procedimento para efetuar este teste.

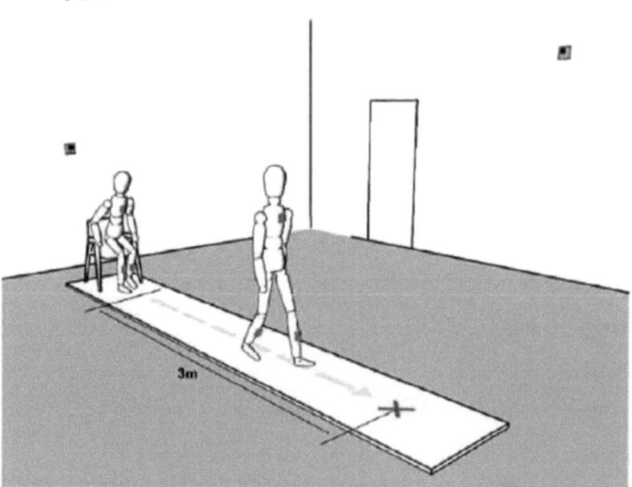

Figura 2.9: O procedimento de realização do teste TUG

2.3.2.1.10 Teste de Romberg

Este teste compara a estabilidade dos indivíduos em condições de olhos abertos e fechados. Neste teste, os doentes ficam de pé com os pés juntos, os braços ao lado do corpo e os olhos abertos. Neste teste, a oscilação postural é registada. As oscilações posturais são determinadas através da utilização de uma placa de força ou de um acelerómetro [39]. Este teste está a ser utilizado de forma rotineira na maioria dos centros para determinar a estabilidade dos indivíduos com várias perturbações músculo-esqueléticas [40, 41].

2.3.2.1.11 Equilíbrio em pé quase em tandem (NTSB)

Neste teste, pede-se ao sujeito que se mantenha na posição de quase tandem durante 30 segundos, com os olhos fechados. A posição de quase tandem implica a separação lateral dos pés em 2,5 cm e o calcanhar do pé da frente 2,5 cm antes do dedo grande do pé de trás. A métrica de desempenho deste teste é a oscilação lateral ou a ocorrência de passo protetor [42]. A Figura 2.10 mostra o procedimento deste teste.

2.3.2.1.12 Rodar 180°

Trata-se de uma ferramenta para avaliar a estabilidade dinâmica de um indivíduo que identifica a gravidade dos problemas em pessoas que têm dificuldade em manter uma posição estável. Pode ser efectuado em qualquer local. Neste teste, regista-se o número de passos para completar uma volta de 180°. A conclusão da tarefa com mais de 4 passos indica um risco elevado de queda [43].

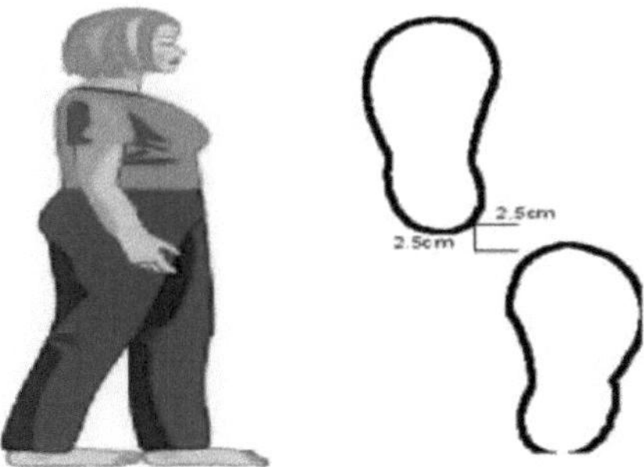

Figura 2.10: O procedimento de execução do equilíbrio em pé quase em tandem (NTSB)

2.3.2.2 Ensaios de medição multi-tarefas

O segundo grupo de tarefas utilizado para determinar a estabilidade é a medição multitarefa, que inclui a Avaliação da Mobilidade Orientada para o Desempenho (POMA), a Escala de Equilíbrio de Berg, o Índice Dinâmico de Marcha, o Teste do Sistema de Avaliação do Equilíbrio e a avaliação do perfil fisiológico (PPA).

2.3.2.2.1 Avaliação da mobilidade orientada para o desempenho (POMA)

Neste teste, tanto o equilíbrio como a marcha são avaliados através da observação direta das tarefas. Na verdade, consiste em duas secções, marcha e equilíbrio, com uma pontuação final de 28 (para ambas) [33]. A classificação das quedas com base neste método é de baixo risco com uma pontuação final igual ou inferior a 18, de médio risco com uma pontuação final entre 19 e 23 e de alto risco com uma pontuação final igual ou superior a 24 [44, 45]. Com base nos resultados de vários estudos, tem um bom registo de fiabilidade e sensibilidade. A Figura 2.11 mostra os parâmetros avaliados por este método de avaliação.

2.3.2.2.2 Balança de equilíbrio de Berg (BBS)

Trata-se de um teste clínico muito utilizado para avaliar a estabilidade dinâmica e estática, desenvolvido por Kathrine Berg. Consiste em 14 tarefas simples relacionadas com o equilíbrio, desde levantar-se da posição sentada até ficar de pé num só pé. O grau de sucesso de cada teste é pontuado de zero (incapaz) a quatro (independente) e a medida final é a soma de todas as pontuações. É possível obter uma pontuação máxima de 56 e uma pontuação inferior a 45 é indicativa de um risco elevado de queda. Para efetuar o teste, não são necessários instrumentos específicos [46-54]. A Tabela 2 apresenta as tarefas da ferramenta BBS.

Item	Description
1	Sitting to standing
2	Standing unsupported
3	Sitting unsupported
4	Standing to sitting
5	Transfers
6	Standing with eyes closed
7	Standing with feet together
8	Reaching forward with an outstretched arm
9	Retrieving object from floor
10	Turning to look behind
11	Turning 360°
12	Placing alternate foot on stool
13	Standing with one foot in front of the other foot
14	Standing on one foot

Quadro 2: Teste Berge Balance Score (BBS)

2.3.2.2.3 Índice dinâmico da marcha (DGI)

O DGI avalia as alternâncias da marcha em resposta a 8 testes diferentes. A pontuação de cada teste varia entre 0 e 3, pelo que a pontuação final varia entre 0 e 24. Foi demonstrado que uma pontuação inferior a 21 indica o risco de queda [33, 55-58]. Este teste avalia a marcha nas seguintes condições:

a) Subir escadas

b) Caminhar com obstáculos

c) Velocidade normal

d) Alterações na velocidade da marcha

e) Rotação horizontal e vertical da cabeça

f) Virar o corpo

g) Passar por cima

O Apêndice 1 mostra os parâmetros avaliados no Índice Dinâmico de Marcha.

Activity	Patient observations	Score
Balance		
Sitting Balance	Is there leaning or sliding in the chair or is the patient steady and safe?	0 – 1
Rises from chair	Can the patient rise without assistance or the use or arms?	0 – 2
Attempts to rise	Can the patient rise without assistance and are multiple attempts required?	0 – 2
Immediate standing balance	Is the patient unsteady, steady but uses a walking aid, or independently steady?	0 – 2
Standing balance	Is the patient unsteady, steady with a walker or with a wide stance, or steady with a narrow stance?	0 – 2
Nudge	When nudged does the patient begin to fall; stagger, grab or self catch; or is steady?	0 – 2
Eyes closed	Is the patient steady with eyes closed	0 – 1
Turing 360°	When turning are the steps continuous and is the patient steady?	0 – 2
Sitting down	Is the patient safe sitting down; use the chair arms; or is the patient unsafe?	0 – 2
Gait		
Indication of gait	Is there any hesitancy when starting to walk?	0 – 1
Step length and height	Do the right and left feet pass the other foot with each step?	0 – 2
Foot clearance	Do the right and left feet clear the floor?	0 – 2
Step symmetry	Are the right and left step equal in length?	0 – 1
Step continuity	Are the steps continuous?	0 – 1
Path	Is there any deviation in the path taken, is a walking aid used, or is the path straight without an aid?	0 – 2
Trunk	Is there sway of the trunk, is a walking aid used, is there any flexion of the trunk, or no sway or flexion without using an aid?	0 - 2
Walking time	Are heals apart or almost touching while walking?	0 – 1

Figura 2.11: Avaliação da mobilidade orientada para o desempenho (POMA) [44, 45]

2.3.2.2. 4Ensaio dos sistemas de avaliação do equilíbrio (ensaio BEST)

É composto por 36 itens, agrupados em 6 sistemas subjacentes ao controlo do equilíbrio, que incluem: restrições biomecânicas, limites de estabilidade, ajustamento postural antecipatório, respostas posturais, orientação sensorial e estabilidade na marcha. Este teste inclui 36 itens com uma pontuação que varia entre 0 e 3. Cada parte destas categorias centra-se em mecanismos neurofisiológicos especiais que controlam um aspeto particular do controlo postural [46, 59]. Este teste tem esta capacidade de ser usado para os pacientes com várias doenças neuromusculares. A Tabela 3 mostra as tarefas de desempenho categorizadas para cada sistema postural.

Restrições biomecânicas	Limites de estabilidade/versatilidade	Ajuste postural antecipado	Respostas posturais	Orientação sensorial	Estabilidade da marcha
1. Base de apoio	6. Verticalidade sentada (esquerda e direita) e inclinação lateral (esquerda e direita)	9. Sentar para ficar de pé	14. Resposta no local, avançar	19. Integração sensorial para o equilíbrio (CTSIB modificado) De pé sobre uma superfície firme, EC postura sobre espuma, EO Posição sobre a espuma, CE	21. Marcha, superfície plana
2. Alinhamento COM	7. Alcance funcional em direção a	10. Subir para os dedos dos pés	15. resposta no local, para trás	20. Inclinação, CE	22. Alteração da velocidade da marcha
3. Força e ADM do tornozelo	8. Alcance funcional lateral (esquerda e direita)	11. Manter-se numa só perna (esquerda e direita)	16. correção compensatória do passo, para a frente		23. Caminhar com a cabeça virada, na horizontal
4. Força lateral da anca/tronco		12. Toque alternado nas escadas	17. correção compensatória do passo, para trás		24. Andar com voltas de pivô
5. Sentar-se no chão e levantar-se		13. Elevação de braços em pé	18. Correção compensatória do passo, lateral (direita e esquerda)		25. Passar por cima de um obstáculo
					26. Teste cronometrado "Get up and Go
					27. Teste cronometrado "Get up and Go" com dupla tarefa
COM: centro de massa, ROM: amplitude de movimento, CTSIB: Teste Clínico de Integração Sensorial para o Equilíbrio, EO: olho aberto, EC: olho fechado.					

Quadro 3: Teste do sistema de avaliação do equilíbrio

2.3.2.2.4.1 Restrições biomecânicas

Nesta categoria, são avaliados os seguintes parâmetros: qualidade da base de apoio, ajustamento postural geométrico, força funcional do tornozelo e da anca para estar de pé, capacidade de se levantar do chão para uma posição de pé [59].

2.3.2.2.4.2 Limites de estabilidade/versatilidade

Este sistema inclui as seguintes capacidades [59]:

- Capacidade de deslocar o corpo sobre a sua base de apoio sem perder o equilíbrio ou mudar de base de apoio.
- Capacidade de se inclinar o mais possível na posição sentada com os olhos fechados
- Capacidade de realinhar o tronco e a cabeça de volta à vertical percebida
- Capacidade de esticar ao máximo a mão para a frente e para os lados, em pé

2.3.2.2.4.3 Ajustes posturais antecipatórios

Nesta parte, é avaliada a capacidade de um sujeito para mover o corpo de uma posição para outra. Inclui as seguintes tarefas [59]:

- Transição de uma posição sentada para uma posição de pé
- Transição de uma postura normal para uma postura sobre o dedo do pé
- Transições da posição de 2 pernas para a posição de 1 perna
- Mudança de peso de uma perna para outra num banco
- Ajustes posturais antes de elevações rápidas e bilaterais dos braços com um peso

2.3.2.2.4.4 Resposta postural

A estabilidade de um sujeito é avaliada enquanto uma força de perturbação externa é aplicada pela mão do examinador utilizando a técnica de empurrar e soltar [59].

2.3.2.2.4.5 Orientação sensorial

A capacidade de um sujeito estabilizar o corpo enquanto as informações visuais e somatossensoriais de superfície são alteradas é avaliada nesta categoria [59].

2.3.2.2.4.6 Estabilidade da marcha

As seguintes capacidades são avaliadas nesta categoria:

- Equilíbrio durante a marcha através da alteração da velocidade da marcha
- Equilíbrio durante a marcha através de rotações da cabeça
- Equilíbrio durante a marcha através de rotações pivotantes
- Equilíbrio durante a marcha, passando por cima de obstáculos

- Tempo e teste

2.3.2.2.5 Avaliação do perfil fisiológico (PPA)

Este é outro teste que é maioritariamente utilizado para avaliar a estabilidade de indivíduos idosos. A visão, a sensibilidade tátil, a força muscular da perna, o tempo de redução e a oscilação postural são avaliados neste teste [46, 60]. Este teste preencheu os seguintes critérios:

Simples de administrar

Tempo de administração curto

É viável para as pessoas idosas

Medição válida e fiável

Portabilidade

Medição quantitativa

A figura 2.12 mostra a avaliação do perfil fisiológico.

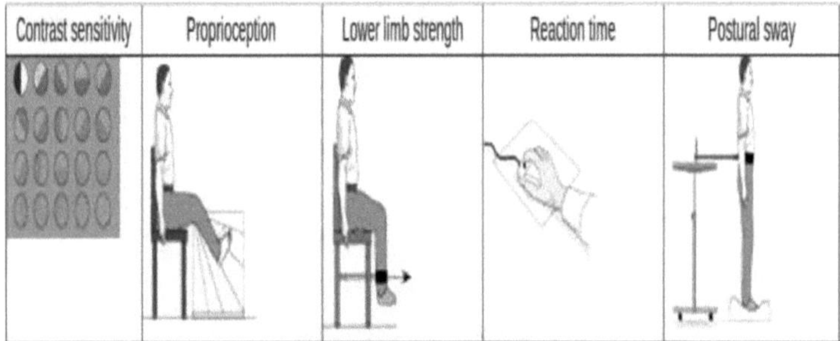

Figura 2.12: Avaliação do perfil fisiológico (PPA) [60]

2.3.3 Queda auto-declarada

2.3.3.1 A escala de risco de quedas para pessoas idosas na comunidade (FROP-COM)

Esta escala permite avaliar 13 factores de risco, que incluem: história de quedas, medicamentos, condições médicas, perda sensorial, pés e calçado, estado cognitivo, continência, estado nutricional, ambiente, comportamento funcional, função, equilíbrio, marcha e atividade física. A pontuação total situa-se entre 0 e 39, que pode ser dividida em 0-15 (baixo risco), 16-24 (risco de queda ligeiro a moderado) e alto risco de queda (>24) [33]. A principal vantagem desta escala é o facto de não ser necessário qualquer equipamento especial para avaliar o risco de queda com base neste questionário. A Figura 2.13 mostra os itens desta escala.

2.3.3.2 Actividades - escala de confiança da balança especial (ABCS)

O ABCS é um questionário de 16 itens que pode ser utilizado para quantificar a confiança no equilíbrio. O desempenho dos indivíduos em algumas actividades, tais como subir escadas, alcançar acima da cabeça e andar em diferentes superfícies, é considerado nesta escala. Cada item é pontuado de 0% (sem confiança) a 100%

(confiança total na capacidade de realizar a tarefa sem perder o equilíbrio ou ficar instável). A pontuação total é a média da soma das respostas individuais [61, 62].

A sensibilidade desta escala para determinar os que caem e os que não caem nos idosos que vivem na comunidade é elevada. Uma pontuação mais baixa na ABSC está associada a um menor nível de atividade e a quedas. É de salientar que esta escala avalia a confiança na realização das actividades e não a facilidade com que a atividade pode ser realizada. Embora se trate de uma escala baseada na confiança, existe uma correlação elevada entre esta escala e a pontuação do TUG, que é uma escala de mobilidade funcional [62]. A Figura 2.14 mostra os parâmetros da escala de confiança Actividades - equilíbrio especial.

Parte 2: LISTA DE VERIFICAÇÃO DOS FACTORES DE RISCO		
Visão	Relatos/observações de dificuldade em ver objectos/sinais/descobrir o caminho	S/N
Mobilidade	O estado de mobilidade é desconhecido ou parece inseguro/impulsivo/ esquece-se do auxiliar de marcha	
Transferências	O estado da transferência é desconhecido ou parece inseguro, ou seja, excessivo, impulsivo	
Comportamentos	Agitação, confusão, desorientação observadas ou comunicadas Dificuldade em seguir instruções ou incumprimento (observado ou conhecido)	
Atividade da vida diária (A.D.L's)	Comportamentos de risco observados ou comunicados pela pessoa que fez a referenciação / estabelecimento anterior	
	Observação de utilização não segura do equipamento	
	Calçado não seguro/vestuário inadequado	
Ambiente	Dificuldades de orientação para o ambiente, por exemplo, áreas entre a cama, a casa de banho e a sala de jantar	
Nutrição	Pouco peso / pouco apetite	
Continência	Urgência/ noctúria/ acidentes declarados ou conhecidos	
Outros		

FACTOR DE RISCO	**NÍVEL**	**PONTUAÇÃO DE RISCO**
QUEDAS RECENTES	Nenhum nos últimos 12 meses	2
(Para pontuar este	Um ou mais entre 3 e 12 meses atrás	4
histórico de quedas, no verso)	Um ou mais nos últimos 3 meses	6
	Um ou mais nos últimos 3 meses durante o internamento/residência....	8
MEDICAMENTOS	Não tomar nenhum destes	1
(sedativos, Anti-	Tomar um	2
depressores, Anti-	Tomar dois	3
Parkinson, Duretics, Anti-hipertensivos, hipnóticos)	Tomar mais de dois	4
PSICOLÓGICO	Não parece ter nenhum destes	1
(ansiedade, depressão	Aparentam ser ligeiramente afectados por um ou mais	2

cooperação, perspicácia ou	Parece moderadamente afetado por um ou mais	3	
julgamento esp, remobilidade)	Parece gravemente afetado por um ou mais	4	
ESTADO COGNITIVO	AMTS 9 ou 10/10 **OU** intacto	1	
(AMTS: Hodkinson	AMTS 7-8 com deficiência ligeira	2	
Abreviado, Mental	AMTS 5-6mod prejudicado	3	
Nota do teste)	AMTS 4 ou menos - com deficiência grave	4	
(Risco baixo: 5-11, Risco médio: 12-15, Risco elevado: 16-20)	**PONTUAÇÃO DE RISCO**	**20**	

Figura 2.13: A escala de risco de quedas para pessoas idosas na comunidade (FROP-COM)

The Activities-specific Balance Confidence (ABC) Scale*

For <u>each</u> of the following activities, please indicate your level of self-confidence by choosing a corresponding number from the following rating scale:

0% 10 20 30 40 50 60 70 80 90 100%
no confidence completely confident

"How confident are you that you will <u>not</u> lose your balance or become unsteady when you…

1. …walk around the house? ____%
2. …walk up or down stairs? ____%
3. …bend over and pick up a slipper from the front of a closet floor ____%
4. …reach for a small can off a shelf at eye level? ____%
5. …stand on your tiptoes and reach for something above your head? ____%
6. …stand on a chair and reach for something? ____%
7. …sweep the floor? ____%
8. …walk outside the house to a car parked in the driveway? ____%
9. …get into or out of a car? ____%
10. …walk across a parking lot to the mall? ____%
11. …walk up or down a ramp? ____%
12. …walk in a crowded mall where people rapidly walk past you? ____%
13. …are bumped into by people as you walk through the mall? ____%
14. … step onto or off an escalator while you are holding onto a railing? ____%
15. … step onto or off an escalator while holding onto parcels such that you cannot hold onto the railing? ____%
16. …walk outside on icy sidewalks? ____%

*Powell, LE & Myers AM. The Activities-specific Balance Confidence (ABC) Scale. *J Gerontol Med Sci* 1995; 50(1): M28-34

Figura 2.14: Actividades - escala de confiança do balanço especial

2.3.3.3 Escala de eficiência das quedas

Esta escala foi desenvolvida por Trito et al e consiste num questionário de 10 itens que pode ser pontuado pelo próprio sujeito ou por entrevista. O nível de confiança é avaliado na realização de actividades comuns, tais como tomar banho, vestir-se e alcançar armários sem cair. A pontuação final varia de 1 (extremamente confiante) a 10 (não confiante), pelo que pontuações mais elevadas correspondem a sujeitos com baixa confiança e com elevado medo de cair. A fiabilidade e a validade desta escala foram avaliadas por Sinyon et al. e tem uma boa fiabilidade relacionada com o teste (a correlação de Pearson foi de 0,71) [62, 63].

A Figura 2.15 mostra o parâmetro da escala de eficiência das quedas.

Atividade	Pontuação 1 muito confiante 10 nada confiante
Tomar um banho ou duche	
Alcançar os armários ou roupeiros	
Andar pela casa	
Preparar refeições que não exijam o transporte de objectos pesados ou quentes	
Entrar e sair da cama	
Atender a porta ou o telefone	
Subir e descer de uma cadeira	
Vestir-se e despir-se	
Cuidados pessoais (por exemplo, lavar o rosto)	
Subir e descer da sanita	
Pontuação total	

Figura 2.15: Escala de eficiência de queda

2.3.3.4 Escala modificada de eficácia das quedas (MFES)

De facto, trata-se de uma versão modificada da FES, com 14 itens para cobrir o nível de confiança. Foi demonstrado que a MFES tem maior consistência interna e melhor variabilidade de resposta em comparação com a FES original [64, 65]. A Figura 2.16 mostra a escala modificada de eficácia das quedas.

	Not confident at all					Fairly confident					Completely confident
1. Get dressed and undressed	0	1	2	3	4	5	6	7	8	9	10
2. Prepare a simple meal	0					5					10
3. Take a bath or a shower	0					5					10
4. Get in and out of a chair	0					5					10
5. Get in and out of a bed	0					5					10
6. Answer the door or telephone	0					5					10
7. walk around the inside of your house	0					5					10
8. Reach into cabinets or closet	0					5					10
9. Light housekeeping	0					5					10
10. Simple shopping	0					5					10
11. Using public transport	0					5					10
12. Crossing roads	0					5					10
13.Light gardening or hanging out the washing	0					5					10
14. Using front or rear steps at home	0					5					10

Figura 2.16: Escala modificada de eficiência das quedas

2.3.3.5 Questionário do estado funcional

Na verdade, este questionário é composto por 34 itens que incluem seis pontuações de escala resumida (básica

AVD, AVD intermédias, saúde mental, desempenho profissional, atividade social e qualidade da interação) e seis perguntas de item único [66]. A pontuação de cada escala é transformada num intervalo de 0 a 100 com base na seguinte equação:

$$SS = \sum_{i=1}^{n} \left(\frac{yi - n}{n} \times \frac{100}{k} \right)$$

Em que SS é a pontuação transformada da escala FSQ, yi é a pontuação das respostas individuais ao questionário, n é o número de perguntas para as quais existe informação válida e k é a pontuação máxima menos a pontuação mínima das respostas válidas. K é fixado em 3 para as AVD básicas, AVD intermédias, desempenho profissional e actividades sociais e em 5 para as outras escalas. Os resultados do estudo realizado por Ghostandi et al mostraram que o FSQ produz subescalas fiáveis com validade de construção. A Tabela 4 resume as zonas de alerta do FSQ com base nas várias categorias. A Figura 2.17 mostra o parâmetro da escala FSQ.

Paiaiieter	Zona de alerta	Bom
1. Actividades básicas da vida diária	0-87	88-100
2. Actividades diárias intermédias	0-77	78-100
3. Saúde mental	0-70	71-100
4. Desempenho profissional	0-78	79-100
5. Actividades sociais	0-78	79-100
6. Qualidade das interações	0-69	70-100

Tabela 4: Pontuação das zonas de alerta do FSQ

Categoria	item
Função física: Durante o mês passado, teve dificuldade em:	
Actividades básicas da vida diária	Cuidar de si, ou seja, comer, vestir-se ou tomar banho? Entrar e sair de uma cama ou de uma cadeira? Andar dentro de casa, por exemplo, à volta da sua casa?
ADL intermédio	Andar vários quarteirões? Andar um quarteirão ou subir um lance de escadas? Fazer trabalhos em casa, como limpezas, trabalhos ligeiros no jardim, manutenção da casa? Fazer recados, como compras de supermercado? Conduzir um automóvel ou utilizar transportes públicos? Praticar actividades vigorosas como correr, levantar objectos pesados ou participar em desportos extenuantes?

Respostas: normalmente sem dificuldade (4), com alguma dificuldade (3), com muita dificuldade (2), normalmente não o fez por motivos de saúde (1), normalmente não o fez por outros motivos (0).	
Função psicológica: Durante o último mês:	
Saúde mental	Já foi uma pessoa muito nervosa? Já se sentiu calmo e tranquilo?
	Já se sentiu desanimado e triste? Era uma pessoa feliz? Sentia-se tão em baixo que nada o animava?
Respostas: sempre (1), a maior parte do tempo (2), uma boa parte do tempo (3), algumas vezes (4), poucas vezes (5), nenhuma vez (6).	
Função social/função de papel: durante o mês de percurso, tem:	
Desempenho profissional (para os empregados, durante o mês anterior)	Fez tanto trabalho como os outros em empregos semelhantes? Trabalhou durante curtos períodos de tempo ou descansou frequentemente devido à sua saúde? Trabalhou o seu número normal de horas? Fez o seu trabalho com o mesmo cuidado e exatidão que outros com trabalhos semelhantes? Trabalhava no seu emprego habitual, mas com algumas alterações devido à sua saúde?
Respostas: sempre (1), a maior parte do tempo (2), algumas vezes (3), nenhuma vez (4).	
Atividade social	Teve dificuldade em visitar familiares ou amigos? Teve dificuldade em participar em actividades comunitárias, tais como serviços religiosos, actividades sociais ou trabalho voluntário? Teve dificuldade em tomar conta de outras pessoas, como familiares?
Respostas: normalmente sem dificuldade (4), com alguma dificuldade (3), com muita dificuldade (2), normalmente não o faz por motivos de saúde (1), normalmente não o faz por outros motivos (0)	
Qualidade da interação:	Isolou-se das pessoas à sua volta? Agiu de forma afectuosa para com os outros?* Agiu de forma irritável com as pessoas à sua volta? Fez exigências excessivas à sua família e amigos? Dá-se bem com outras pessoas?
Respostas: sempre (1), a maior parte do tempo (2), uma boa parte do tempo (3), algumas vezes (4), um pouco do tempo (5), nenhuma vez (6).	
Perguntas de item único: Qual das seguintes afirmações descreve melhor a sua situação profissional durante o mês passado? Respostas: trabalho a tempo inteiro, trabalho a tempo parcial, desempregado, à procura de trabalho, desempregado devido à minha saúde, reformado devido à minha saúde, reformado por qualquer outro motivo.	

Durante o mês passado, quantos dias uma doença ou lesão o(a) manteve na cama durante todo ou a maior parte do dia? Respostas: 0-31 dias.
Durante o mês passado, quantos dias deixou de fazer as coisas que costumava fazer durante meio dia ou mais devido à sua própria doença ou lesão? Respostas: 0-31 dias.
Durante o mês passado, qual foi o seu grau de satisfação com as suas relações sexuais? Respostas: muito satisfeito(a), satisfeito(a), não tem a certeza, insatisfeito(a), muito insatisfeito(a), não teve relações sexuais.
Como se sente em relação à sua saúde? Respostas: muito satisfeito, satisfeito, não tenho a certeza, insatisfeito, muito insatisfeito.
Durante o mês passado, com que frequência se reuniu com amigos ou familiares, por exemplo, para saírem juntos, visitarem a casa uns dos outros ou falarem ao telefone? Respostas: todos os dias, várias vezes por semana, cerca de uma vez por semana, duas ou três vezes por mês, cerca de uma vez por mês, nem por isso.
*As pontuações estão invertidas.

Figura 2.17: Os parâmetros selecionados na escala FSQ

2.3.3.6 O Índice de Barthel (IB)

Na verdade, foi introduzido em 1955 e originalmente chamava-se índice de incapacidade de Maryland. A dependência de um indivíduo durante a realização das actividades diárias é monitorizada através deste índice. Inclui 10 itens e a pontuação total mais elevada indica uma menor independência nas AVD. Este questionário pode ser preenchido através da observação e teste dos doentes durante a realização das tarefas ou pode basear-se na autoavaliação. O tempo e a quantidade de assistência física são os dois parâmetros importantes para pontuar cada item [67, 68]. A Figura 2.18 mostra os itens do Índice de Barthel.

	Com ajuda	independente
1. Alimentação (se os alimentos tiverem de ser cortados=ajuda)	5	10
2. Deslocação da cadeira de rodas para a cama e regresso (incluindo sentar-se na cama)	5-10	15
3. Casa de banho pessoal (lavar a cara, pentear o cabelo, fazer a barba, limpar os dentes)	0	5
4. Subir e descer da sanita (manusear a roupa, limpar-se, puxar o autoclismo)	5	10
5. Tomar banho a si próprio	0	5
6. Andar numa superfície plana (ou, se não puder andar, deslocar-se numa cadeira de rodas) *Pontuação apenas se não conseguir andar	0*	5*
7. Subir e descer escadas	5	10
8. Vestir-se (inclui atar espectáculos, apertar fechos)	5	10
9. Controlo dos intestinos	5	10
10. Controlo das bexigas	5	10

Figura 2.18: Os itens do Índice de Barthel

2.3.3.7 Índice Katz de actividades da vida diária (Katz ADL)

A independência de um indivíduo durante as actividades diárias é avaliada através desta escala. É uma escala fácil de utilizar que avalia o desempenho no banho, vestir-se, ir à casa de banho, transferir-se, manter a continência e alimentar-se. A pontuação varia entre 0 e 1 para a realização de uma tarefa de forma dependente e independente, respetivamente. Por conseguinte, a pontuação total de 6 indica uma função completa. Em contrapartida, uma pontuação de 2 ou menos indica uma deficiência funcional grave [32, 69-71]. Infelizmente, não existem provas suficientes sobre a fiabilidade e a validade deste instrumento; no entanto, é utilizado exclusivamente em ambientes clínicos e domésticos. A Figura 2.19 mostra a pontuação Katz ADL.

Activity	Definition of activity independence	Independent	
		Yes	No
Bathing	Bathes self completely or needs help in bathing only a single part of the body	1	0
Dressing	Gets clothes from closets and drawers and puts on clothes and outer garments complete with fasteners (may have help tying shoes)	1	0
Toileting	Goes to toilet, gets on and off, arranges clothes, cleans genital area without help (may use an object for support such as a cane or a walker, may use bedpan or commode during the night)	1	0
Transferring	Moves in and out of bed or chair unassisted (mechanical transfer aids are acceptable)	1	0
Continence	Exercises complete self control over urination and defecation (occasional accidents may be ignored)	1	0
Feeding	Gets food from plate into mouth without help (preparation of food may be done by another person)	1	0
	Score		

Figura 2.19: Pontuação Katz ADL

2.3.3.8 Actividades instrumentais da vida diária de Lawton (Lawton IADL)

Na verdade, esta escala foi desenvolvida por Lawton e Broby para avaliar o desempenho dos sujeitos na realização de algumas actividades, como fazer compras, cozinhar, automedicar-se e gerir as finanças. Atualmente, é constituída por 8 itens, pelo que a pontuação final varia entre 0 (dependência total) e 8 (completamente funcional). O questionário pode ser respondido pelo doente, por um membro da família ou pelo médico [72-74]. A Figura 2.20 apresenta os parâmetros do Lawton IADL.

2.3.3.9 Questionário do estado de saúde (HSQ)

Os factores de risco de queda intrínsecos e extrínsecos são avaliados por esta escala. Estes factores de risco incluem: história de queda, limitação da mobilidade, uso de medicação nas AVD e AIVD, doença, tonturas, fraqueza muscular, dor, estado mental, medo de cair e auto-eficácia. Com base nos resultados do estudo realizado por Casanova, a presença de quatro ou mais factores de risco indica um elevado risco de queda [75, 76]. A Figura 2.21 mostra os parâmetros selecionados pelo questionário de estatísticas de saúde.

2.3.3.10 Versão de auto-relato do instrumento de rastreio rápido em casa (Home fast-SR)

O instrumento de rastreio de quedas e acidentes domésticos (Home FAST) tem por objetivo identificar os riscos ambientais. Na verdade, trata-se de uma escala de auto-relato que permite aos idosos identificar os seus próprios riscos. Esta escala é constituída por 87 itens [77]. As Figuras 2.22-2.24 mostram o Home fast SR.

Atividade	pontuação
1. capacidade de utilizar o telefone	
Operar o telefone por iniciativa própria; procurar e marcar números	1
Marca alguns números conhecidos	1
Atende o telefone, mas não marca	1
Não utiliza o telefone de todo	0
2. compras	
Cuida de todas as necessidades de compras de forma autónoma	1
Faz compras de forma autónoma para pequenas compras	0
Necessita de ser acompanhado em qualquer ida às compras	0
Completamente incapaz de fazer compras	0
3. Preparação de alimentos	
Planeia, prepara e serve refeições adequadas de forma autónoma	1
Preparar refeições adequadas se os ingredientes lhe forem fornecidos	0
Aquece e serve refeições preparadas ou prepara refeições mas não mantém uma dieta adequada	0
Necessidade de ter refeições preparadas e servidas	0
4. manutenção da casa	
Manter a casa sozinho com assistência ocasional (trabalho pesado)	1
Executar tarefas quotidianas ligeiras, tais como lavar a loiça, fazer a cama	1
Executa tarefas diárias ligeiras, mas não consegue manter um nível de limpeza aceitável	1
Necessita de ajuda em todas as tarefas de manutenção da casa	1
Não participa em nenhuma tarefa de limpeza	0
5. Lavandaria	
Lavar completamente a roupa pessoal	1
Lavar pequenos objectos, enxaguar meias, meias, etc.	1
Toda a roupa deve ser lavada por terceiros	0
6. Modo de transporte	
Viaja de forma autónoma em transportes públicos ou conduz o seu próprio automóvel	1
Organiza as suas próprias deslocações de táxi, mas não utiliza transportes públicos	1
Viaja em transportes públicos quando assistido ou acompanhado por outra pessoa	1
Viagem limitada a táxi ou automóvel com assistência de outra pessoa	1
Não viaja de todo	0
7. Responsabilidade pela sua própria medicação	

É responsável por tomar os medicamentos na dose correta e à hora correta	1
Assume a responsabilidade se a medicação for preparada antecipadamente em dosagens separadas	0
Não é capaz de dispensar os seus próprios medicamentos	0
8. Capacidade para gerir as finanças	
Gere as questões financeiras de forma autónoma (faz orçamentos, passa cheques, paga a renda e as contas, vai ao banco); recolhe e controla os rendimentos	1
Gere as compras do dia a dia, mas precisa de ajuda com os serviços bancários, grandes compras, etc.	1
Incapacidade de lidar com dinheiro	0
Pontuação	

Figura 2.20: Actividades Instrumentais da Vida Diária de Lawton (Lawton IADL)

Health Status Questionnaire

ID _____ Date ______

Demographic Information

Age _____
Gender M / F

Fall Risk Factors

Fall history within previous year *(an unintentional change in position resulting in coming to rest on the ground or at a lower level)*
0 - 1 fall ____ ≥ 2 falls ____ Y / N
Mechanism of fall ______________________________

Mobility and ADL Limitations
ADLs / IADLs difficulties *(dressing, toileting, bathing, homemaking, yard work, other ______________)* Y / N
Gait / balance difficulties Y / N
Uses ambulation device Y / N
Sensory loss on plantar surface of feet Y / N
Physically inactive *(< 5 days/wk, mod activity, accumulated 30 min daily or < 3 days/wk, vigorous activity, 30 min duration)* Y / N

Medication Use
Polypharmacy *(four or more medications)* Y / N
Cardiovascular system medications *(diuretics, anithypertensives)* Y / N
Psychoactive medications *(sedatives, antidepressants)* Y / N
Musculoskeletal system medications *(narcotics, corticosteroids)* Y / N
Other *(hypoglycemics, allergy, cold medications ___________)* Y / N

Medical Conditions
Musculoskeletal *(arthritis...)* Y / N
Neurological *(stroke, Parkinson's...)* Y / N
Diabetes Y / N
Heart disease *(postural hypotension, arrhythmias, unstable...)* Y / N

Dizziness Y / N
Muscle weakness Y / N
Pain Y / N
Cognitive status *(orientation to person, place, date and time)*
SBT if indicated ____/28 Y / N
Fear of falling *(Have you been afraid that you might fall inside or outside the home?)* Y / N
Self Efficacy *(Does fear of falling limit yours activities?)* Y / N

Perceived Health Status

In general, would you say your health is:
Excellent ___ Good ___ Fair ___ Poor ___

Fall Risk

Low risk _____ High risk *(≥ 4 risk factors)* _____

Figura 2.21: Questionário sobre o estado de saúde

The Home Falls and Accidents Screening Tool (HOME FAST)

Mackenzie, L., J. Byles, et al. (2000). "Designing the Home Falls and Accidents Screening Tool (HOME FAST): Selecting the items." British Journal of Occupational Therapy **63**: 260-9.

Definition: *Home refers to both the inside and outside of a person's residential property. As the checklist will be used for visits during the day, answers need to consider the same home environment at night.*

FLOORS

1. Are the walkways free of cords and other clutter?
   Definition: No cords or clutter (e.g. boxes, newspapers, objects) across or enroaching on walkways/doorways. Includes furniture and other items which obstruct doorways, or hallways, items behind doors preventing doors opening fully, raised thresholds in doorways.

   1 = Yes 2 = No

2. Are the floor coverings in good condition?
   Definition: carpets/mats lie flat/no tears/not threadbare/no cracked or missing tiles – including coverings on stairs.

   1 = Yes 2 = No

3. Are the floor surfaces non-slip?
   Definition: Score 'no' if lino or tiles are in the kitchen, bathroom or laundry, in addition to any polished floor, or tiles/lino surfaces elsewhere. Can only score 'yes' if, in addition to other rooms, the kitchen, bathroom and laundry have non-slip or slip resistant floor surfaces.

   1 = Yes 2 = No

4. Are loose mats securely fixed to the floor?
   Definition: Mats have effective slip resistant backing/are taped or nailed to the floor.

   1 = Yes 2 = No 3 = N/A (there are no mats in the house)

FURNITURE

5. Can the person get in and out of bed easily and safely?
   Definition: Bed is of adequate height and firmness. Person does not need to pull self up on bedside furniture.

   1 = Yes 2 = No 3 = N/A

6. Can the person get up from the lounge chair easily and safely?
   Definition: Chair is of adequate height, chair arms are accessible to push up from, seat cushion is not too soft or deep.

   1 = Yes 2 = No 3 = N/A (person uses wheelchair constantly)

LIGHTING

7. Are all the lights bright enough for the person to see clearly?
   Definition: No globes to be less than 75w, no shadows thrown across rooms, no excess glare.

   1 = Yes 2 = No

8. Can the person switch a light on easily from his or her bed?
   Definition: Person does not have to get out of bed to switch a light on at night – has a flashlight or bedside lamp.

   1 = Yes 2 = No

Figura 2.22: Ferramenta de rastreio do jejum no domicílio (Home fast-SR)

9. Are the outside paths, steps and entrances well lit at night?
Definition: Lights exist over back and front doors, globes at least 75w, walkways used exposed to light – including communal lobbies.

1 = Yes 2 = No 3 = N/A (no outside path, step or entrance – access door opens straight onto public footpath)

BATHROOM

10. Is the person able to get on and off the toilet easily and safely?
Definition: Toilet is of adequate height, person does not need to hold on to sink/towel rail/toilet roll holder to get up, rail exists beside toilet, if needed.

1 = Yes 2 = No 3 = N/A (person uses commode constantly)

11. Is the person able to get in and out of the bath easily and safely?
Definition: Person is able to step over the edge of the bath without risk, and can lower himself or herself into the bath and get up again without needing to grab onto furniture (or uses bathboard, or stands to use shower over bath without risk).

1 = Yes 2 = No 3 = N/A (no bath in the home, or bath never used)

12. Is the person able to walk in and out of the shower recess easily and safely?
Definition: Person can step over shower hob, or screen tracks without risk and without having to hold onto anything for support.

1 = Yes 2 = No 3 = N/A (no shower recess in the home)

13. Is there an accessible/sturdy grab rail/s in the shower or beside the bath?
Definition: Rails which are fixed securely, which are not towel rails, and which can be reached without leaning enough to lose balance.

1 = Yes 2 = No

14. Are slip resistant mats used in the bath/bathroom/shower recess?
Definition: Well-maintained slip resistant rubber mats, or non-slip strips in the base of the bath or shower recess.

1 = Yes 2 = No

15. Is the toilet in close proximity to the bedroom?
Definition: No more than two doorways away (including the bedroom door) – does not involve going outside or unlocking doors to reach it.

1 = Yes 2 = No

STORAGE

16. Can the person easily reach items in the kitchen that are used regularly without climbing, bending or upsetting his or her balance?
Definition: Cupboards are accessible between shoulder and knee height – no chairs/stepladders are required to reach things.

1 = Yes 2 = No

17. Can the person carry meals easily and safely from the kitchen to the dining area?
Definition: Meals can be carried safely or transported using a trolley to wherever the person usually eats.

1 = Yes 2 = No

Figure 2.23: Ferramenta de rastreio rápido no domicílio (Home fast-SR)

STAIRWAYS/STEPS

18. Do the **indoor** steps/stairs have an accessible/sturdy grab rail extending along the full length of the steps/stairs?
    Definition: Grab rail must be easily gripped, firmly fixed, sufficiently robust and available for the full length of the steps or stairs.
    1 = Yes 2 = No 3 = N/A (No steps or stairs exist inside the home)

19. Do the **outdoor** steps have an accessible/sturdy grab rail extending along the full length of the steps/stairs?
    Definition: Steps = more than two consecutive steps (changes in floor level). Grab rail must be easily gripped, firmly fixed, sufficiently robust and available for the full length of the steps.
    1 = Yes 2 = No 3 = N/A (No steps exist outside the home)

20. Can the person easily and safely go up and down the steps/stairs, inside or outside the house?
    Definition: Steps are not too high, too narrow or too uneven for feet to be firmly placed on the steps (indoors and outdoors), person is not likely to become tired or breathless using the steps/stairs and has no medical factor likely to impact on safety on the stairs, e.g. foot-drop, loss of sensation in feet, impaired control of movement etc.
    1 = Yes 2 = No 3 = N/A (No steps or stairs exist)

21. Are the edges of the steps/stairs easily identified?
    Definition: No patterned floor coverings, tiles or painting which could obscure the edge of the step.
    1 = Yes 2 = No 3 = N/A (No steps or stairs exist)

22. Can the person use the entrance door/s safely and easily?
    Definition: Locks and bolts can be used without bending or over-reaching, there is a landing so the person does not have to balance on steps to open the door and/or screen door.
    1 = Yes 2 = No

MOBILITY

23. Are the paths around the house in good repair, and free of clutter?
    Definition: no cracked/loose pathways, overgrowing plants/weeds, overhanging trees, garden hoses enroaching on walkways.
    1 = Yes 2 = No 3 = N/A (No garden, path or yard exists)

24. Is the person wearing well fitting slippers and shoes?
    Definition: Person currently wearing supportive, firmly fitting shoes with low heels and non-slip soles or slippers which have not worn and support the foot in a good position.
    1 = Yes 2 = No

25. If there are pets, can the person care for them without bending and being at risk of falling over?
    Definition: Pets = any animals that the person has responsibility for. Person does not have to feed pets when pets are jumping up or getting underfoot, person does not have to bend to the floor without available support to feed or clean pets, pets do not require a lot of exercise.
    1 = Yes 2 = No 3 = N/A (there are no pets/animals)

Figure 2.24: Ferramenta de rastreio rápido no domicílio (Home fast-SR)

Referências

1. Fleming, B.E. e D.R. Pendergast, *Physical condition, activity pattern, and environment as factors in falls by adult care facility residents.* Arch Phys Med Rehabil, 1993. **74**(6): p. 627-30.

2. Rubenstein, L.Z. e K.R. Josephson, *The epidemiology of falls and syncope.* Clin Geriatr Med, 2002. **18**(2): p. 141-58.

3. Robbins, A.S., et al., *Predictors of falls among elderly people. Resultados de dois estudos de base populacional.* Arch Intern Med, 1989. **149**(7): p. 1628-33.

4. Nyberg, L., et al., *Quedas que levam a fracturas do colo do fémur em idosos lúcidos.* J Am Geriatr Soc, 1996. **44**(2): p. 156-60.

5. Tinetti, M.E. e M. Speechley, *Prevention of falls among the elderly.* N Engl J Med, 1989. **320**(16): p. 1055-9.

6. Tinetti, M.E., *Instabilidade e queda em pacientes idosos.* Semin Neurol, 1989. **9**(1): p. 39-45.

7. Tinetti, M.E., M. Speechley, and S.F. Ginter, *Risk factors for falls among elderly persons living in the community.* N Engl J Med, 1988. **319**(26): p. 1701-7.

8. Gangavati, A., et al., *Hypertension, orthostatic hypotension, and the risk of falls in a communitydwelling elderly population: the maintenance of balance, independent living, intellect, and zest in the elderly of Boston study.* J Am Geriatr Soc, 2011. **59**(3): p. 383-9.

9. Soriano, T.A., L.V. DeCherrie, and D.C. Thomas, *Falls in the community-dwelling older adult: a review for primary-care providers.* Clin Interv Aging, 2007. **2**(4): p. 545-54.

10. Campbell, A.J., et al., *Falls in old age: a study of frequency and related clinical factors.* Age Ageing, 1981. **10**(4): p. 264-70.

11. Fioretti, S., M. Maurizi, and D. Tronelli, *Kinematic and Dynamic Analysis of the Functional Reach Test in Elderly Subjects using Force-Plate Measurements*, in *22nd Annual EMBS International Conference2000*. p. 1869-1872.

12. Do, M.C., Y. Breniere, e P. Brenguier, *Um estudo biomecânico da recuperação do equilíbrio durante a queda para a frente.* J Biomech, 1982. **15**(12): p. 933-9.

13. Larsson, L., G. Grimby, e J. Karlsson, *Muscle strength and speed of movement in relation to age and muscle morphology (Força muscular e velocidade de movimento em relação à idade e morfologia muscular).* J Appl Physiol Respir Environ Exerc Physiol, 1979. **46**(3): p. 451-6.

14. Uhlenberg, P., *International handbook of population aging*. International handbooks of population. xi, 769 páginas.

15. Demontis, F., et al., *Mechanisms of skeletal muscle aging: insights from Drosophila and mammalian models.* Dis Model Mech, 2013. **6**(6): p. 1339-52.

16. Gill, J., et al., *Trunk sway measures of postural stability during clinical balance tests: effects of age.* J Gerontol A Biol Sci Med Sci, 2001. **56**(7): p. M438-47.

17. Du Pasquier, R.A., et al., *The effect of aging on postural stability: a cross sectional and longitudinal study.* Neurophysiol Clin, 2003. **33**(5): p. 213-8.

18. Astephen, J.L. and K.J. Deluzio, *Changes in frontal plane dynamics and the loading response phase of the gait cycle are characteristic of severe knee osteoarthritis application of a multidimensional analysis technique.* Clin Biomech (Bristol, Avon), 2005. **20**(2): p. 209-17.

19. Skwara, A., et al., *Changes of gait patterns and muscle activity after intraarticular treatment of patients with osteoarthritis of the knee: a prospective, randomised, doubleblind study.* Knee, 2009. **16**(6): p. 466-72.

20. Turcot, K., et al., *Does knee alignment influence gait in patients with severe knee osteoarthritis?* Clin Biomech

(Bristol, Avon), 2013. **28**(1): p. 34-9.

21. Allet, L., et al., *Gait characteristics of diabetic patients: a systematic review.* Investigação e revisões sobre diabetes/metabolismo, 2008. **24**(3): p. 173-191.

22. Allet, L., et al., *The gait and balance of patients with diabetes can be improved: a randomised controlled trial.* Diabetologia, 2010. **53**(3): p. 458-466.

23. Socie, M.J. e J.J. Sosnoff, *Variabilidade da marcha e esclerose múltipla.* Mult Scler Int, 2013. **2013**: p. 645197.

24. Socie, M.J., et al., *Gait variability and disability in multiple sclerosis (Variabilidade da marcha e incapacidade na esclerose múltipla).* Gait Posture, 2013. **38**(1): p. 51-5.

25. Kaipust, J.P., et al., *Gait variability measures reveal differences between multiple sclerosis patients and healthy controls.* Controlo Motor, 2012. **16**(2): p. 229-44.

26. Sehested, P. e T. Severin-Nielsen, *Falls by hospitalized elderly patients: causes, prevention.* Geriatrics, 1977. **32**(4): p. 101-8.

27. Cohn, T.E. e D.J. Lasley, *Visual depth illusion and falls in the elderly.* Clínicas em medicina geriátrica, 1985. **1**(3): p. 601-20.

28. Pyykko, I., P. Jantti, e H. Aalto, *Postural control in elderly subjects.* Age and ageing, 1990. **19**(3): p. 215-21.

29. Stelmach, G.E. e C.J. Worringham, *Défices sensório-motores relacionados com a estabilidade postural. Implications for falling in the elderly.* Clínicas em medicina geriátrica, 1985. **1**(3): p. 679-94.

30. Howcroft, J., J. Kofman, e E.D. Lemaire, *Revisão da avaliação do risco de queda em populações geriátricas utilizando sensores inerciais.* J Neuroeng Rehabil, 2013. **10**(1): p. 10-91.

31. British Geriatics Society, A.G.S., *Guideline for the prevention of falls in older persons. American Geriatrics Society, British Geriatrics Society e American Academy of Orthopaedic Surgeons Panel on Falls Prevention.* Jornal da Sociedade Americana de Geriatria, 2001. **49**(5): p. 664-72.

32. *Rede Francófona de Prevenção de Traumatismos e de Promoção da Segurança. Guia de Boas Práticas - Prevenção de quedas nas pessoas idosas que vivem em casa.* Éditions inpes, 2005.

33. Persad, C.C., S. Cook, and B. Giordani, *Assessing falls in the elderly: should we use simple screening tests or a comprehensive fall risk evaluation?* Revista Europeia de Medicina Física e de Reabilitação, 2010. **46**(2): p. 249-59.

34. Zouita Ben Moussa, A., et al., *Single-leg assessment of postural stability and knee functional outcome two years after anterior cruciate ligament reconstruction.* Annals of physical and rehabilitation medicine, 2009. **52**(6): p. 475-84.

35. Narayanan, M.R., et al., *Longitudinal falls-risk estimation using triaxial accelerometry.* IEEE transactions on bio-medical engineering, 2010. **57**(3): p. 534-41.

36. Narayanan, M.R., et al., *Gestão de quedas: deteção e prevenção, utilizando um acelerómetro triaxial montado na cintura.* Actas de conferências : ... Conferência Internacional Anual da Sociedade de Engenharia em Medicina e Biologia do IEEE. Sociedade de Engenharia em Medicina e Biologia do IEEE. Conferência Anual, 2007. **2007**: p. 4037-40.

37. Dite, W. e V.A. Temple, *A clinical test of stepping and change of direction to identify multiple falling older adults.* Archives of physical medicine and rehabilitation, 2002. **83**(11): p. 1566-71.

38. Greene, B.R., et al., *Quantitative falls risk assessment using the timed up and go test.* IEEE transactions on bio-

medical engineering, 2010. **57**(12): p. 2918-26.

39. Khasnis, A. e R.M. Gokula, *Teste de Romberg.* Jornal de medicina pós-graduada, 2003. **49**(2): p. 16972.

40. Thyssen, H.H., et al., *Intervalos normais e reprodutibilidade para o teste quantitativo de Romberg.* Ata neurologica Scandinavica, 1982. **66**(1): p. 100-4.

41. Jansen, E.C., R.E. Larsen, e M.B. Olesen, *Quantitative Romberg's test. Medição e cálculo computorizado da estabilidade postural.* Ata neurologica Scandinavica, 1982. **66**(1): p. 93-9.

42. Narayanan, M., et al., *Falls management: detection and prevention, using a waistmounted triaxial accelerometer*, in *Annual International Conference of the IEEE Engineering in Medicine and Biology Society2007*, Annual International Conference of the IEEE Engineering in Medicine and Biology Society. p. 4037-40.

43. Simpson, J., et al., *Testing dynamic postural stability among elderly people.* Physioteraphy, 2002. **88**(6): p. 342-353.

44. An, S., Y. Lee e G. Lee, *Validade da avaliação da mobilidade orientada para o desempenho na previsão de quedas de sobreviventes de AVC: um estudo de coorte retrospetivo.* Revista Tohoku de medicina experimental, 2014. **233**(2): p. 79-87.

45. Canbek, J., et al., *Fiabilidade teste-reteste e validade de construção da avaliação da mobilidade orientada para o desempenho de Tinetti em pessoas com AVC.* Journal of neurologic physical therapy : JNPT, 2013. **37**(1): p. 149.

46. Mancini, M. e F.B. Horak, *A relevância das ferramentas de avaliação clínica do equilíbrio para diferenciar os défices de equilíbrio.* Revista Europeia de Medicina Física e de Reabilitação, 2010. **46**(2): p. 239-48.

47. Telenius, E.W., K. Engedal, and A. Bergland, *Inter-rater reliability of the Berg Balance Scale, 30 s chair stand test and 6 m walking test, and construct validity of the Berg Balance Scale in nursing home residents with mild-to-moderate dementia.* BMJ open, 2015. **5**(9): p. e008321.

48. Pickenbrock, H.M., A. Diel, e A. Zapf, *A comparison between the Static Balance Test and the Berg Balance Scale: Validade, fiabilidade e utilização comparativa de recursos.* Reabilitação clínica, 2015.

49. Matsushima, M., et al., *Fiabilidade da versão japonesa da escala de equilíbrio de Berg.* Medicina interna, 2014. **53**(15): p. 1621-4.

50. Toomey, E. e S. Coote, *Fiabilidade entre avaliadores do teste de caminhada de 6 minutos, da escala de equilíbrio de Berg e da dinamometria manual em pessoas com esclerose múltipla.* Revista internacional de cuidados com a EM, 2013. **15**(1): p. 16.

51. Wong, C.K., *Interrater reliability of the Berg Balance Scale when used by clinicians of various experience levels to assess people with lower limb amputations.* Fisioterapia, 2014. **94**(3): p. 371-8.

52. Downs, S., J. Marquez, and P. Chiarelli, *The Berg Balance Scale has high intra- and inter-rater reliability but absolute reliability varies across the scale: a systematic review.* Journal of physiotherapy, 2013. **59**(2): p. 93-9.

53. Godi, M., et al., *Comparação da fiabilidade, validade e capacidade de resposta do mini-BESTest e da Escala de Equilíbrio de Berg em pacientes com perturbações do equilíbrio.* Physical therapy, 2013. **93**(2): p. 158-67.

54. Salavati, M., et al., *The Persian version of the Berg Balance Scale: inter and intra-rater reliability and construct validity in elderly adults.* Incapacidade e reabilitação, 2012. **34**(20): p. 1695-8.

55. Matsuda, P.N., C.S. Taylor, and A. Shumway-Cook, *Evidence for the validity of the modified dynamic gait index across diagnostic groups.* Fisioterapia, 2014. **94**(7): p. 996-1004.

56. Shumway-Cook, A., et al., *Expandindo o sistema de pontuação para o Dynamic Gait Index.* Physical therapy, 2013. **93**(11): p. 1493-506.

57. Forsberg, A., M. Andreasson, e Y.E. Nilsagard, *Validade do índice de marcha dinâmica em pessoas com esclerose múltipla.* Physical therapy, 2013. **93**(10): p. 1369-76.

58. Dye, D.C., A.M. Eakman, e K.M. Bolton, *Avaliando a validade do índice de marcha dinâmica numa clínica de distúrbios do equilíbrio: uma aplicação da análise Rasch.* Fisioterapia, 2013. **93**(6): p. 809-18.

59. Horak, F.B., D.M. Wrisley, e J. Frank, *O Balance Evaluation Systems Test (BESTest) para diferenciar défices de equilíbrio.* Physical therapy, 2009. **89**(5): p. 484-98.

60. Lord, S.R., H.B. Menz, e A. Tiedemann, *A physiological profile approach to falls risk assessment and prevention.* Physical therapy, 2003. **83**(3): p. 237-52.

61. Hill, K., *Activities-specific and Balance Confidence (ABC) Scale.* Jornal australiano de fisioterapia, 2005. **51**(3): p. 197.

62. Hatch, J., K.M. Gill-Body, and L.G. Portney, *Determinants of balance confidence in communitydwelling elderly people.* Physical therapy, 2003. **83**(12): p. 1072-9.

63. Tinetti, M.E., D. Richman, and L. Powell, *Falls efficacy as a measure of fear of falling.* Journal of gerontology, 1990. **45**(6): p. P239-43.

64. Hill, K.D., et al., *Fear of falling revisited (O medo de cair revisitado).* Archives of physical medicine and rehabilitation, 1996. **77**(10): p. 1025-9.

65. Edwards, N. e D. Lockett, *Development and validation of a modified falls-efficacy scale.* Incapacidade e reabilitação. Assistive technology, 2008. **3**(4): p. 193-200.

66. Jette, A.M., et al., *The Functional Status Questionnaire: reliability and validity when used in primary care.* Journal of general internal medicine, 1986. **1**(3): p. 143-9.

67. Heuschmann, P.U., et al., *[A fiabilidade da versão alemã do índice de Barthel e o desenvolvimento de uma versão postal e telefónica para aplicação em doentes com AVC].* Fortschritte der Neurologie-Psychiatrie, 2005. **73**(2): p. 74-82.

68. Hartigan, I. e D. O'Mahony, *O Índice de Barthel: comparação da fiabilidade interavaliadores entre enfermeiros e médicos numa unidade de reabilitação de adultos mais velhos.* Investigação aplicada em enfermagem: ANR, 2011. **24**(1): p. e1-7.

69. Wallace, M. e M. Shelkey, *Índice Katz de Independência nas Actividades da Vida Diária (ADL).* Urologic nursing, 2007. **27**(1): p. 93-4.

70. Shelkey, M. e M. Wallace, *Katz Index of Independence in Activities of Daily Living (ADL).* Diretor, 2000. **8**(2): p. 72-3.

71. Shelkey, M. e M. Wallace, *Katz Index of Independence in Activities of Daily Living.* Journal of gerontological nursing, 1999. **25**(3): p. 8-9.

72. Graf, C., *The Lawton Instrumental Activities of Daily Living (IADL) Scale.* Medsurg nursing : jornal oficial da

Academia de Enfermeiros Médico-Cirúrgicos, 2009. **18**(5): p. 315-6.

73. Graf, C., *The Lawton instrumental activities of daily living (IADL) scale.* Medsurg nursing : jornal oficial da Academia de Enfermeiros Médico-Cirúrgicos, 2008. **17**(5): p. 343-4.

74. Graf, C., *The Lawton instrumental activities of daily living scale.* The American journal of nursing, 2008. **108**(4): p. 52-62; questionário 62-3.

75. Lawrence, E., et al., *The relationship between changes in self-reported disability (measured by the Health Assessment Questionnaire - HAQ) in scleroderma and improvement of disease status in clinical practice.* Clinical and experimental rheumatology, 2009. **27**(3 Suppl 54): p. 32-7.

76. Hoeks, S.E., et al., *Clinical validity of a disease-specific health status questionnaire: the peripheral artery questionnaire.* Jornal de cirurgia vascular, 2009. **49**(2): p. 371-7.

77. Hassani Mehraban, A., L. Mackenzie, e J. Byles, *Uma ferramenta de rastreio do ambiente doméstico de auto-relato identificou mulheres idosas em risco de quedas.* J Clin Epidemiol, 2011. **64**(2): p. 191-9.

Capítulo 3

At the end of this chapter you will be able to mention the methods which can be used to evaluate stability including:

- Measurement of sway during quiet standing
- Measurement of sway during moving support surface
- Measurement of stability based on loads applied on hip joint
- Measurement of stability based on loads applied on foot and crutch
- Measurement of stability with a distribution force

3 Métodos utilizados para avaliar a estabilidade

Têm sido utilizados vários métodos para avaliar a estabilidade em pé. Devido à complexidade do sistema de controlo postural, o equilíbrio e a estabilidade podem ser avaliados tanto a nível funcional como fisiológico. Os níveis funcionais são avaliados através de testes de desempenho funcional de vários testes, incluindo o TUG, o teste de alcance à frente e o teste de mobilidade, etc. Em contrapartida, o nível fisiológico inclui a medição da contribuição dos componentes sensoriais, efectores e motores.

Os testes de desempenho funcional são descritos no capítulo anterior. A avaliação fisiológica avalia o equilíbrio através da medição das oscilações do indivíduo, focando o centro de gravidade (COG) diretamente ou avaliando o movimento do centro de pressão (indiretamente) [1]. Na verdade, a estabilometria baseia-se no registo da magnitude e da direção da força de reação resultante no solo, o que é feito através da utilização de uma placa de forças [2-8]. O método de avaliação da estabilidade pode ser classificado da seguinte forma:

1. Medição da oscilação durante a posição de pé tranquila [9-11]
2. Medição da oscilação durante a deslocação da superfície de apoio [1]
3. Medição da estabilidade com base em cargas aplicadas na articulação da anca [1]
4. Medição da estabilidade com base em cargas aplicadas no pé e na muleta [1]

3.1 Medição da oscilação durante a posição de pé tranquila

Na verdade, este método baseia-se na medição da oscilação através da utilização de transdutores, sensores, placas de força e acelerómetros. Os seguintes métodos podem ser utilizados para registar a oscilação durante uma posição de pé tranquila:

1) Através da utilização de uma placa de forças

2) Medidor de ataxia mecânica

3) Magnetometria de oscilação

4) Palmilha de polímero multi-sensor

5) Aceleração harmónica para a contribuição dos sistemas vestibulares

6) Transdutor de efeito Hall

7) Acelerómetro

8) Wii balance board (WBB)

9) Transdutor de deslocamento potenciométrico

10 1.1 Utilização da placa de forças

Foi utilizada uma plataforma de força Kistler equipada com transdutores de força piezoeléctricos para medir o COP, que é considerado uma boa aproximação à oscilação. A oscilação durante a posição de pé tranquila é definida por movimentos do centro de gravidade (COG) no plano horizontal. Estes movimentos são devidos a pequenos desvios da linha do COG em relação ao vetor vertical de reação do solo. Muitos investigadores estudaram a oscilação medindo o COP na plataforma de força [12, 13]. Foi escolhido como um bom método para quantificar a estabilidade de pé porque é uma medida válida da estabilidade postural [14] e também porque medir o COP com uma plataforma de força é um método rápido e conveniente para a análise da estabilidade. A plataforma de força e os amplificadores associados a ela produzem seis saídas de tensão que representam as seguintes entradas mecânicas:

$$F_x, F_y, F_z, M_x, M_y, M_z$$

Que são as forças e os momentos exercidos na plataforma de forças nas diferentes direcções, como se mostra na figura 3.1. Estas saídas, que são em volts, foram amostradas e armazenadas, sendo depois transformadas em unidades de Newton (força) e Newton-metro (momento) utilizando os factores de calibração da placa de forças. A calibração da placa de forças implica a utilização de uma matriz 6×6 que transforma as entradas eléctricas em saídas mecânicas. Uma vez que os transdutores da placa de força podem não estar perfeitamente alinhados com o sistema da placa de força e se os cristais piezoeléctricos forem afectados por cargas diferentes das concebidas, podem surgir efeitos cruzados no sistema. No entanto, a magnitude das conversações cruzadas é muito pequena e negligenciável (manual Kistler). A posição instantânea de uma força vertical aplicada na plataforma de forças, figura 3.2, nos planos x, z, pode ser determinada da seguinte forma [15].

$$M_z = -P_y x_i \text{ and } M_x = P_y z_i$$

And $F_y = -P_y$

Thus $x_i = \dfrac{M_z}{F_y}$, and $z_i = \dfrac{-M_x}{F_y}$

Em que, F_y, M_x, M_z são os dados calibrados apontados para a amostra número i.

No entanto, na posição de repouso, a força líquida raramente é aplicada na vertical. Em consequência, existem duas pequenas componentes de força de atrito aplicadas na superfície superior da plataforma, representadas por Px e Pz na figura 3.2. De acordo com a geometria da plataforma de forças apresentada na figura 3.2, os momentos aplicados na plataforma de forças podem ser determinados da seguinte forma

$$M_z = -P_z x_i - 0.057P_x$$

$$M_x = P_y z_i + 0.057P_z$$

E também,

$$F_x = P_x$$

$$F_z = P_z$$

$$F_y = -P_y$$

Assim

$$x_i = \frac{(0.057F_x + M_z)}{F_y}$$

$$z_i = \frac{(0.057F_z - M_x)}{F_y}$$

Estas equações definem as coordenadas da posição de base do vetor de reação do solo (GRV) em relação ao centro da superfície superior da plataforma de forças [15, 16]. As excursões COP podem ser determinadas da seguinte forma.

$$\text{COP range in AP} = x_{max} - x_{min}$$
$$\text{COP range in ML} = z_{max} - z_{min}$$

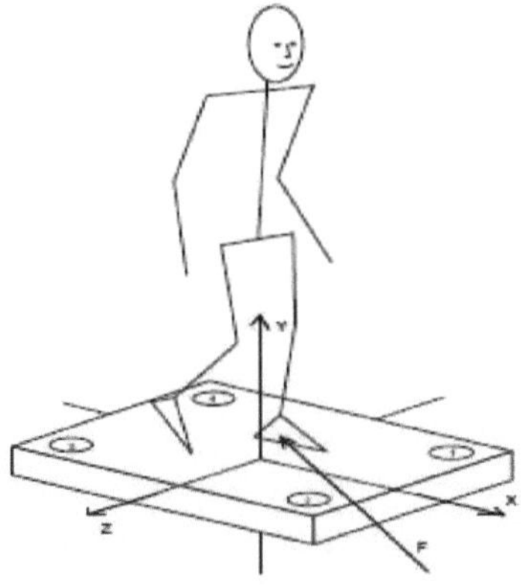

Figura 3.1: O sistema de eixos de referência da placa de forças (adaptado do manual Kistler)

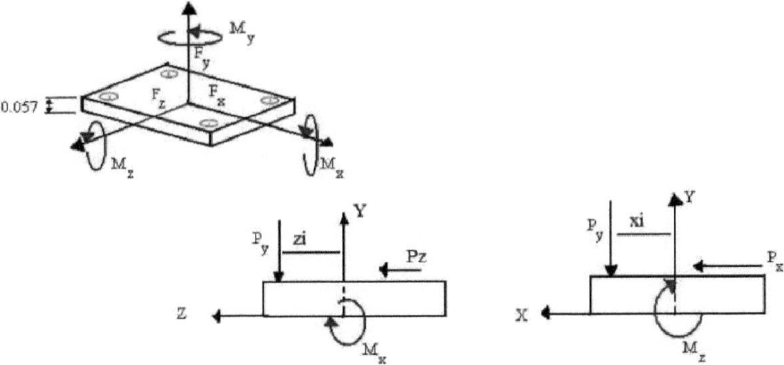

Figura 3.2: Os eixos da plataforma de força e a força aplicada sobre ela (adaptado de Barnett, 1990) [15]

O principal problema associado à utilização da placa de força é o facto de ser raramente utilizada fora dos ambientes laboratoriais e de investigação, por ser demasiado cara e complexa. Além disso, o processo de funcionamento é moroso e requer um técnico para a sua utilização e interpretação dos resultados.

3.1.2 Medidor de ataxia mecânica

Atualmente, este sistema avalia a oscilação antero-posterior do indivíduo registando o número de rotações de uma roda perfurada, que é fixada por um fio dentado à cintura do indivíduo [1]. Movimentos de até 5 graus são comunicados a um mecanismo de catraca dupla, que faz girar um ponteiro sobre um mostrador graduado de 0 a 100. Estes aparelhos estão disponíveis no mercado e, devido à sua conceção simples, podem ser utilizados em vários centros. É de salientar que só pode ser utilizado para medir o equilíbrio na direção AP em condições estáticas. Devido à sua simplicidade, está disponível na maior parte dos serviços de fisioterapia. Apesar de estar disponível na maioria dos serviços de fisioterapia, não existe nenhum estudo que avalie a fiabilidade e a validade desta técnica [1, 17].

3.1.3 Magnetometria de oscilação

Na verdade, este sistema mede o equilíbrio com base na distância a que um indivíduo se balança nas direcções mediolateral (ML) e anteroposterior (AP). É composto por dois canais, com uma bobina emissora e uma bobina recetora. A bobina transmissora de cada canal produz um campo magnético. A intensidade do campo magnético captado pela bobina recetora é utilizada para determinar a distância entre as duas bobinas. A bobina do transmissor de cada canal é fixada a uma superfície não magnética, enquanto a bobina do recetor é fixada à cintura do sujeito. O campo magnético varia com base na oscilação dos sujeitos. De facto, a magnitude das oscilações é determinada com base na alteração do campo magnético. Este sistema pode ser utilizado para determinar a oscilação nas direcções mediolateral e anteroposterior. Este sistema pode ser utilizado para determinar a estabilidade de indivíduos com vários distúrbios neuromusculares durante medições diárias [1, 18, 19].

3.1.4 Palmilha de polímero multi-sensores

Atualmente, estão a ser utilizados vários tipos de sensores para determinar os movimentos de um sujeito e também a estabilidade, que podem ser divididos em sensores não vestíveis (NWS) e sensores vestíveis (WS). Os sensores não vestíveis são categorizados com base no processamento de imagens (IP) e os sensores baseados no chão.

Os sensores vestíveis são os sensores que podem ser fixados nos pés, joelhos, coxas ou cintura. Estes tipos de sensores incluem acelerómetros, giroscópios, magnetómetros, sensores de força, goniómetros, marcadores activos e eletromiografia. As palmilhas poliméricas multissensoriais envolvem a medição da distribuição da pressão sob os pés de pessoas em pé. A Figura 3.3 mostra os dois tipos de palmilhas poliméricas multissensoriais utilizadas na investigação e na clínica [1, 20].

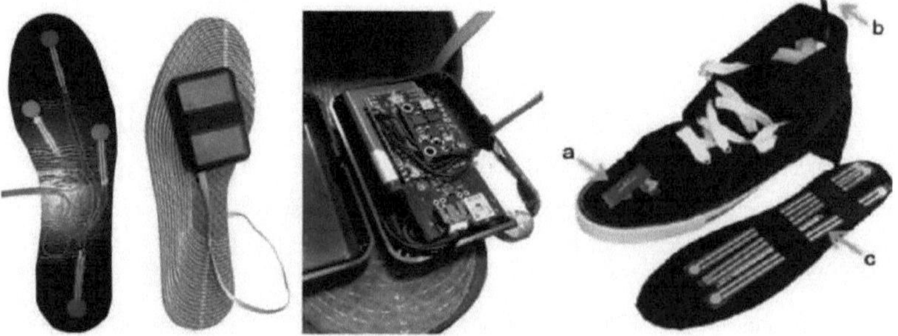

Figura 3.3: Dois tipos de palmilhas Multi sensors em polímero

3.1.5 Aceleração harmónica para a contribuição do sistema vestibular

Atualmente, este método está a ser utilizado para determinar a contribuição do sistema vestibular para o controlo da estabilidade em pé. Para tal, utiliza-se a aceleração harmónica do canal horizontal no sistema vestibular e testes de rotação. O desempenho do sistema vestibular foi medido utilizando o sistema de rastreio da cabeça e dos olhos. Os testes de aceleração harmónica sinusoidal também incluem frequências de 0,01, 0,02, 0,04, 0,08, 0,16 e 0,32 Hrz. Atualmente, os testes de rotação incluem um sistema micro-medial de cadeira giratória de 2000. O movimento dos olhos enquanto o sujeito está a oscilar a 0,01 ou 0,02 frequências diferentes é feito por VNG ou por técnicas EMG temporais [21].

3.1. 6Transdutor de efeito Hall

De facto, um transdutor de efeito Hall serve para medir um campo magnético e convertê-lo em tensão de saída. Baseia-se no efeito Hall (quando existe um campo elétrico num metal, este cria uma carga eléctrica. O campo elétrico exerce uma força sobre a carga que faz com que uma corrente se desloque de uma extremidade do metal condutor para a outra. Por conseguinte, um transdutor de efeito Hall detecta a alteração de potencial do efeito Hall e envia um sinal para um dispositivo de monitorização. Na verdade, a alteração da força aplicada numa placa produz uma alteração no potencial de efeito Hall que será finalmente detectada por este transdutor.

3.1.7 Acelerómetro

Trata-se de um dispositivo eletromecânico que mede forças em condições estáticas e dinâmicas. A deteção da magnitude da aceleração é uma base que pode ser utilizada para analisar a forma como o dispositivo se está a mover. A estrutura do acelerómetro varia significativamente. A Figura 3.4 mostra o acelerómetro utilizado para avaliar a estabilidade da posição de pé.

Em alguns acelerómetros são utilizadas estruturas cristalinas microscópicas que são submetidas a forças de aceleração. As forças de aceleração produzem uma tensão que pode ser detectada para avaliar a mudança no desempenho do sujeito. Este dispositivo, que funciona com base na segunda lei de Newton, tem sido utilizado de forma significativa em várias actividades de investigação. Mede alguns parâmetros como a velocidade média de deslocação, o raio médio, a frequência média e a deslocação máxima nas direcções antero-posterior e mediolateral [22-25].

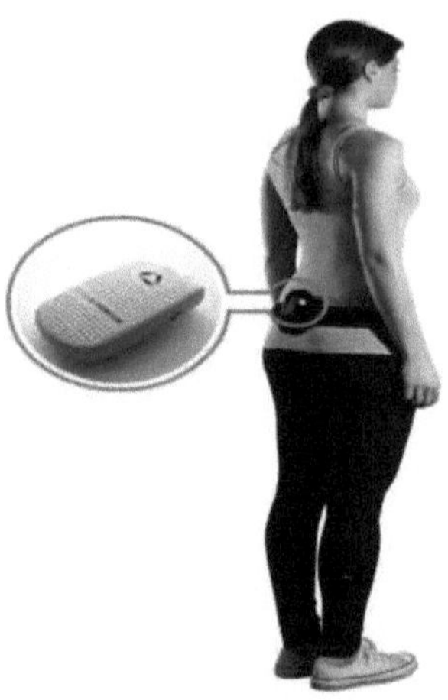

Figura 3.4: Acelerómetro utilizado para avaliar a estabilidade de pé

3.1.8 Wii Balance Board (WBB)

Trata-se de um instrumento que tem o mesmo desempenho que a placa de força que recolhe as oscilações COP. Consiste em quatro transdutores de extensómetros que estão localizados nos quatro cantos de uma placa. O WBB converte as forças em sinais eléctricos. Existe também um sistema Bluetooth que permite a ligação a qualquer computador. No estudo realizado por Clark et al, foi demonstrado que tem um elevado grau de precisão e fiabilidade em comparação com a placa de força [26-29]. A fiabilidade e a precisão deste sistema foram estudadas por Clark com base no comprimento total do percurso do COP. A figura 3.5 mostra a Wii Balance Board (WBB).

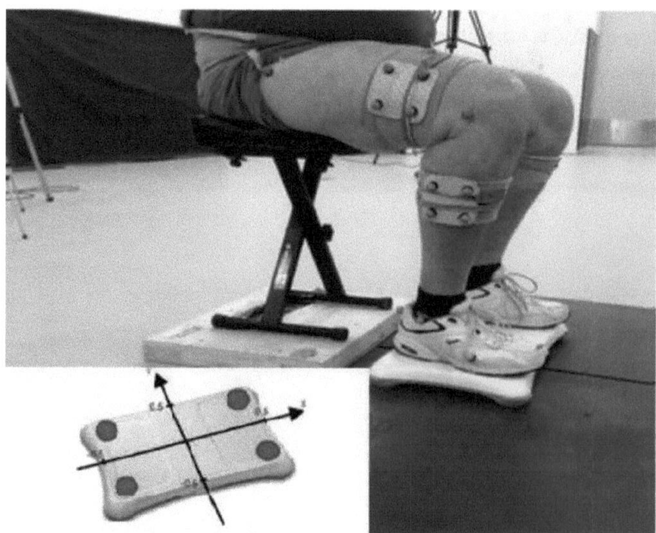

Figura 3.5: Wii Balance Board (WBB)

3.1.9 Transdutor de deslocamento potenciométrico

Na verdade, os potenciómetros são dispositivos de resistência variável. Isto significa que qualquer alteração no deslocamento linear ou angular do potenciómetro influencia o comprimento do seu condutor e, finalmente, a resistência do dispositivo [30]. Não há dúvida de que qualquer alteração na resistência do condutor influencia a tensão de saída.

3.2 Medição da oscilação durante a deslocação da superfície de apoio

De facto, este é outro método que avalia a estabilidade dinâmica. É de salientar que, na análise da estabilidade dinâmica, a estabilidade dos indivíduos é avaliada na presença de perturbações externas induzidas experimentalmente, o que pode ser conseguido através de uma almofada de espuma, de um aparelho especial com uma superfície de apoio móvel ou da aplicação de uma perturbação externa dirigida ao corpo. Neste procedimento (superfície móvel), a plataforma é transformada ou inclinada para a frente/para trás numa oscilação controlada. Atualmente, este método está a ser utilizado para avaliar a estabilidade em diferentes condições e parece ter mais sensibilidade para representar os efeitos de vários neuromusculares na estabilidade de pé. No entanto, existem alguns problemas associados a este método, nomeadamente [31-33]:

1) A reprodutibilidade dos resultados é baixa devido à adaptação dos sujeitos ao movimento ou inclinação da superfície.

2) A influência do movimento da plataforma na saída do sistema. Isto significa que a qualidade da medição é influenciada pelas vibrações dos actuadores.

3) A aceleração e a desaceleração súbitas do sistema influenciam a estabilidade dos sujeitos.

4) A validade do sistema determina os efeitos da perturbação das funções vestibulares.

3.3 Medição da estabilidade com base nas cargas aplicadas na articulação da anca

Na realidade, trata-se de um teste dinâmico em que é aplicada uma força de perturbação na articulação da anca. Consiste num aparelho com dois actuadores para perturbar a posição da articulação da anca nas direcções mediolateral e ântero-posterior. Aplicam uma força ao nível da crista ilíaca e permitem uma amplitude de movimento de 0,3 metros com uma velocidade máxima de 0,3m/s. A figura 3.6 mostra este aparelho. Existe também um monitor que fornece aos sujeitos um feedback visual sobre a posição da anca. Alguns parâmetros, tais como o pico de deslocamento (valor relativo medido em relação à posição inicial) nas direcções da força de empurrar e na direção oposta à força ou libertação, o tempo de retorno (o tempo necessário para voltar à posição original) e o desvio (a posição média um segundo após a perturbação) são os principais parâmetros avaliados neste teste. Este teste foi também utilizado para avaliar a estabilidade de indivíduos com lesões na espinal medula.

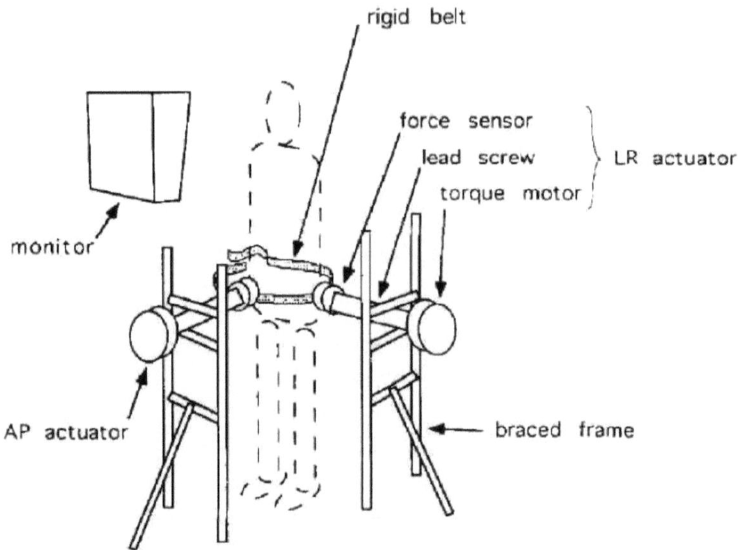

Figura 3.6: O aparelho utilizado para testar a estabilidade com base nas cargas aplicadas na articulação da anca

3.4 Medição da estabilidade com base nas cargas aplicadas no pé e nas muletas:

A medição da força aplicada no pé com base no seu desvio padrão (especialmente nos planos AP e ML) tem sido utilizada para indivíduos normais. No entanto, alguns grupos de indivíduos, por exemplo, os que sofrem de lesões da espinal medula e de paralisia cerebral, não têm capacidade para se manterem de pé sem um dispositivo de assistência.

Para este grupo de indivíduos, a magnitude das forças aplicadas na muleta pode ser utilizada como um parâmetro para avaliar a estabilidade. Na verdade, a força da muleta pode ser medida através da utilização de uma placa de força ou de um transdutor incorporado na estrutura da muleta. Uma diminuição da força aplicada na muleta nestes grupos de indivíduos representa estabilidade, uma vez que estes dependem da muleta para melhorar a sua estabilidade. Uma diminuição da força da muleta representa estabilidade neste grupo de sujeitos [34-36].

Referências

1. Browne, J. e N. O'Hare, *Review of the different methods for assessing standing balance.* Physiotherapy, 2001. **87**(9): p. 489-495.

2. Danis, C.G., et al., *Relação entre a postura de pé e a estabilidade.* Phys Ther, 1998. **78**(5): p. 502-17.

3. Karlsson, A. e G. Frykberg, *Correlations between force plate measures for assessment of balance.* Clinical biomechanics, 2000. **15**(5): p. 365-369.

4. Onell, A., *The vertical ground reaction force for analysis of balance?* Gait & posture, 2000. **12**(1): p. 7-13.

5. Adjerid, K., et al., *Comparing Postural Stability Entropy Analyses to Differentiate Fallers and Nonfallers.* 2014.

6. Bhatt, T., et al., *Dynamic gait stability, clinical correlates, and prognosis of falls among communitydwelling older adults.* Arquivos de medicina física e reabilitação, 2011. **92**(5): p. 799-805.

7. Boonpratatong, A., *Previsão de movimento e análise da estabilidade dinâmica da marcha humana: o efeito da propriedade da perna*, 2013, Universidade de Manchester.

8. Buzzi, U.H. and B.D. Ulrich, *Dynamic stability of gait cycles as a function of speed and system constraints.* Controlo motor, 2004. **8**(3): p. 241.

9. Tahmasebi, R., et al., *Avaliação da estabilidade em pé em indivíduos com pés chatos.* Especialista em pé e tornozelo, 2015. **8**(3): p. 168-74.

10. Karimi, M. e A. Esrafilian, *Avaliação da estabilidade de indivíduos normais e pacientes com Perthes e distúrbios de lesão da medula espinhal durante períodos curtos e longos de tempo.* Prosthetics and orthotics international, 2013. **37**(1): p. 22-9.

11. Karimi, M.T. e S. Solomonidis, *A relação entre os parâmetros dos testes de estabilidade estática e dinâmica.* Jornal de investigação em ciências médicas: o jornal oficial da Universidade de Ciências Médicas de Isfahan, 2011. **16**(4): p. 530-5.

12. Cybulski, G.R. e R.J. Jaeger, *Standing performance of persons with paraplegia.* Archives of Physical Medicine and Rehabilitation, 1986. **67**(0003-9993 (Print)): p. 103-8.

13. Murray, M.P., A.A. Seireg, e S.B. Sepic, *Normal postural stability and steadiness: quantitative assessment.* The Journal of Bone and Joint Surgery, 1975. **57**(0021-9355 (Print)): p. 510-6.

14. Maki, B.E., P.J. Holliday, and G.R. Fernie, *A posture control model and balance test for the prediction of relative postural stability.* IEEE Transactions on Biomedical Engineering, 1987. **34**(0018-9294 (Print)): p. 797-810.

15. Barnett, R.W., *Paraplegic standing and reciprocal gait using a floor reaction hybrid F.E.S orthosis*, in *Bioengineering1990*, University of Strathclyde: Glasgow. p. 159.

16. Geurts, A.C., B. Nienhuis, and T.W. Mulder, *Intrasubject variability of selected force-platform parameters in the quantification of postural control.* Archives of Physical Medicine and Rehabilitation, 1993. **74**(0003-9993 (Print)): p. 1144-1450.

17. Wright, B.M., *Um medidor de ataxia mecânico simples.* The Journal of physiology, 1971. **218 Suppl**: p. 27P-28P.

18. Elliott, C. e A. Murray, *Repeatability of body sway measurements; day-to-day variation measured by sway magnetometry.* Physiological measurement, 1998. **19**(2): p. 159-64.

19. Dean, E.M., C.J. Griffiths, e A. Murray, *Stability of the human body investigated by sway magnetometry.* Journal of medical engineering & technology, 1986. **10**(3): p. 126-30.

20. Pedotti, A., *Palmilha de Polímero Piezoelétrico Multisensor para Pedobarografia.* Ferroelectrics, 1984. **60**(1): p. 163-174.

21. Jacobson, G.P., et al., *O comprometimento significativo do sistema vestibular é comum numa coorte de pacientes idosos encaminhados para avaliação do risco de quedas.* J Am Acad Audiol, 2008. **19**(10): p. 799-807.

22. Fahrenberg, J., et al., *Assessment of posture and motion by multichannel piezoresistive accelerometer recordings.*

Psychophysiology, 1997. **34**(5): p. 607-12.

23. Kamen, G., et al., *An accelerometry-based system for the assessment of balance and postural sway.* Gerontology, 1998. **44**(1): p. 40-5.

24. Alberts, J.L., et al., *Using Accelerometer and Gyroscopic Measures to Quantify Postural Stability.* J Athl Train, 2015. **50**(6): p. 578-88.

25. Chang, K.M., et al., *Um sistema de deteção da estabilidade da postura corporal baseado num acelerómetro sem fios e a sua aplicação a praticantes de meditação.* Sensors (Basileia), 2012. **12**(12): p. 17620-32.

26. Park, D.S. e G. Lee, *Validade e fiabilidade do software de avaliação do equilíbrio utilizando a placa de equilíbrio da Nintendo Wii: usabilidade e validação.* J Neuroeng Rehabil, 2014. **11**: p. 99.

27. Clark, R.A., et al., *Validity and reliability of the Nintendo Wii Balance Board for assessment of standing balance.* Gait Posture, 2010. **31**(3): p. 307-10.

28. Scaglioni-Solano, P. e L.F. Aragon-Vargas, *Validade e fiabilidade da Nintendo Wii Balance Board para avaliar o equilíbrio em pé e a integração sensorial em idosos altamente funcionais.* Int J Rehabil Res, 2014. **37**(2): p. 138-43.

29. Duclos, C., et al., *Dynamic stability requirements during gait and standing exergames on the Wii Fit system in the elderly.* J Neuroeng Rehabil, 2012. **9**: p. 28.

30. Fernie, G.R. e P.J. Holliday, *Postural sway in amputees and normal subjects.* The Journal of bone and joint surgery. Volume americano, 1978. **60**(7): p. 895-8.

31. Andreopoulou, G., et al., *Efeitos da estabilidade da superfície de apoio no controlo de feedback da postura do tronco.* Experimental brain research, 2015. **233**(4): p. 1079-87.

32. Amin, M., et al., *A comparison of electronystagmography results with posturography findings from the BalanceTrak 500.* Otology & neurotology: publicação oficial da American Otological Society, American Neurotology Society [e] European Academy of Otology and Neurotology, 2002. **23**(4): p. 48893.

33. Keshner, E.A., J.H. Allum, and C.R. Pfaltz, *Postural coactivation and adaptation in the sway stabilizing responses of normals and patients with bilateral vestibular deficit.* Experimental brain research, 1987. **69**(1): p. 77-92.

34. Baardman, G., et al., *The influence of the reciprocal hip joint link in the Advanced Reciprocating Gait Orthosis on standing performance in paraplegia.* Prosthetics and Orthotics International, 1997. **21**(0309-3646 (Print)): p. 210-21.

35. Ijzerman, M.J., et al., *Comparative trials on hybrid walking systems for people with paraplegia: an analysis of study methodology.* Prosthetics and Orthotics International, 1999. **23(3)**(0309-3646 (Print)): p. 26073.

36. Ijzerman, M.J., et al., *The influence of frontal alignment in the Advanced Reciprocating Gait Orthosis on energy cost and crutch force requirements during paraplegic gait.* Basic and Applied Myology 1997. **7**: p. 123-130.

Capítulo 4

4 Análise de estabilidade baseada na placa de forças

Como foi referido no capítulo anterior, a placa de força é um sistema que tem sido amplamente utilizado para investigar a estabilidade durante a posição de pé tranquila, a marcha e a realização de várias tarefas.

4.1 Estabilidade durante a permanência em silêncio

Têm sido utilizados vários parâmetros para avaliar a estabilidade durante a posição de pé tranquila [1-3]. Atualmente, a avaliação da estabilidade com base na placa de forças centra-se sobretudo no centro de pressão (COP) e nas forças. Existem duas abordagens que podem ser utilizadas neste contexto: abordagem linear e abordagem não linear [4, 5].

4.1.1 Abordagem linear

Na abordagem linear, a magnitude da variabilidade na saída do controlo postural é avaliada sem considerar o tempo. Isto significa que estes parâmetros representam o quão perto se pode imitar um estado de equilíbrio numa posição de pé tranquila. Na verdade, eles medem a capacidade de ficar em pé, tão imóvel quanto possível, enquanto o COG está dentro da base de apoio. Os seguintes parâmetros podem ser utilizados para avaliar a estabilidade com base numa abordagem linear [1, 3, 6]:

1) Centro da amplitude de pressão na direção anteroposterior (ACOPAP)
2) Centro de amplitude de pressão na direção mediolateral (ACOPML)
3) Comprimento da trajetória do centro de oscilação da pressão na direção anteroposterior (PLAP)
4) Comprimento da trajetória do centro de oscilação da pressão na direção mediolateral (PLML)

5) Velocidade de oscilação do centro de pressão na direção ântero-posterior (VAP)

6) Velocidade de oscilação do centro de pressão na direção mediolateral (VML)

7) Desvio padrão da oscilação do centro de pressão na direção antero-posterior (SAP)

8) Desvio padrão da oscilação do centro de pressão na direção mediolateral (SML)

9) Zona de oscilação

10) Velocidade total do centro de oscilação de pressão (TV)

11) Comprimento total do trajeto do centro da oscilação de pressão (TP)

12) Desvio padrão da força vertical (SFZ)

13) Desvio padrão da força anteroposterior (SFX)

14) Desvio padrão da força mediolateral (SFY)

15) Exigência de estabilidade postural na direção anteroposterior (PSDAP)

16) Exigência de estabilidade postural na direção mediolateral (PSDML)

17) Relação de oscilação na direção antero-posterior (SAP)

18) Rácio de oscilação na direção mediolateral (SML)

19) Frequência média do COP (COPMF)

20) Área da elipse de 95% de confiança

4.1.1.1 Centro da amplitude de pressão na direção anteroposterior (ACOPAP)

Representa a amplitude da deslocação do COP ao longo da direção antero-posterior. É calculado com base na seguinte equação [6-8]:

$$ACOPAP = |x_{max} - x_{min}|$$

4.1.1.2 Centro de amplitude de pressão na direção mediolateral (ACOPML)

Este parâmetro mede a amplitude máxima da deslocação do COP ao longo da direção mediolateral.

É calculado com base na seguinte equação [6, 8].

$$ACOPML: |Y_{max} - Y_{min}|$$

4.1.1.3 Comprimento da trajetória da oscilação do COP na direção antero-posterior (PLAP)

Este parâmetro determina o comprimento total do percurso da eXcursão do COP na direção antero-posterior. Foi determinado com base na seguinte equação [2, 6]:

$$PLAP\ (mm) = \sum^{n-1} \sqrt{(xi + 1 - xi)^2}$$

Em que, Xi é a localização do COP no plano antero-posterior.

4.1.1.4 Comprimento da trajetória do centro de oscilação da pressão na direção mediolateral (PLML)

Este parâmetro determina o comprimento da trajetória dos balanços do COP na direção mediolateral com base na seguinte equação [2]:

$$\text{PLML (mm)} = \sum^{n-1} \sqrt{(yi + 1 - yi)^2}$$

Em que, yi é a localização do COP na direção mediolateral.

4.1.1.5 Velocidade de oscilação do centro de pressão na direção antero-posterior (VAP)

Este parâmetro define a velocidade de oscilação do COP na direção antero-posterior. Pode ser determinado com base na seguinte equação [3, 6]:

$$\text{VAP (mm/min)} = \sum^{n-1} \sqrt{(xi + 1 - xi)^2}$$

Em que, Xi é a localização do COP no plano antero-posterior.

4.1.1.6 Velocidade de oscilação do centro de pressão na direção mediolateral (VML)

Este parâmetro determina a oscilação do COP na direção mediolateral. Pode ser determinado com base na seguinte equação [1, 3]:

$$\text{VML (mm/min)} = \sum^{n-1} \sqrt{(yi + 1 - yi)^2}$$

Em que, yi é a localização do COP na direção mediolateral.

4.1.1.7 Desvio padrão da oscilação do centro de pressão na direção anteroposterior (SDAP)

Este parâmetro determina o desvio padrão da oscilação do COP em relação ao valor médio na direção antero-posterior. É determinado com base na seguinte equação [1, 9]:

$$\text{SDAP} = \frac{[\sum_{n=1}^{N} (XAP(n) - XAP)^2]}{N}$$

XML representa a posição central ajustada de média zero do COP na direção antero-posterior e N é o número total de dados.

4.1.1.8 Desvio padrão da oscilação do COP na direção mediolateral (SDML)

Este parâmetro determina o desvio padrão da oscilação do COP em relação ao valor médio na direção mediolateral. É determinado com base na seguinte equação [1, 9]:

$$\text{SDML} = \frac{[\sum_{n=1}^{N} (yml(n) - yml)^2]}{N}$$

YML representa a posição central ajustada de média zero do COP na direção mediolateral e N é o número total de dados.

4.1.1.9 Área de oscilação (SA)

Na verdade, esta é a área coberta pelo movimento do COP nas direcções antero-posterior e mediolateral [10]. Para o efeito, é selecionada a técnica de análise de componentes principais. Este método é também conhecido como decomposição do valor singular (SVD), que calcula uma elipse cuja área cobre 0,95 dos pontos de dados das excursões do COM e do COP. Nesta técnica, serão utilizados o comprimento do eixo maior (L1), o eixo menor (L2) e o ângulo do eixo maior (θ). A área de oscilação é calculada com base na seguinte equação:

$$\text{Sway area} = L1 * L2 * \Pi$$

4.1.1.10 Velocidade total do centro de oscilação de pressão (TV)

Este parâmetro representa a velocidade total do COP nas direções anteroposterior e mediolateral. Foi calculado com base na seguinte equação [6, 11]:

$$TV(mm/min) = \frac{\sqrt{(\sum^{n-1} \sqrt{(x_{i+1} - x_i)^2})^2 + (\sum^{n-1} \sqrt{(y_{i+1} - y_i)^2})^2}}{t}$$

Em que xi e yi são as localizações do COP nas direcções anteroposterior e mediolateral, respetivamente.

4.1.1.11 Comprimento total do trajeto do centro da oscilação de pressão (TP)

Este parâmetro representa o comprimento total do trajeto da oscilação do COP. Foi determinado com base na seguinte equação [6, 11]:

$$TPL\ (mm) = \sqrt{(\sum^{n-1} \sqrt{(x_{i+1} - x_i)^2})^2 + (\sum^{n-1} \sqrt{(y_{i+1} - y_i)^2})^2}$$

Em que xi e yi são as localizações do COP nas direcções anteroposterior e mediolateral, respetivamente.

4.1.1.12 Desvio padrão da força vertical (SDFZ)

Trata-se, de facto, do desvio padrão da força vertical (Fz) aplicada no corpo em relação à massa corporal (Fz/m). Pode ser calculado com base na seguinte equação [12]:

$$SDFZ = \frac{[\sum_{N=1}^{N} Fz(n) - Fz^2]^{1/2}}{NM}$$

Em que N e M são o número de fotogramas e a massa do sujeito, respetivamente.

4.1.1.13 Desvio padrão da força anteroposterior (SDFX)

Este parâmetro representa o desvio padrão da força anteroposterior (Fx) aplicada na perna. Pode ser determinado com base na seguinte equação [12]:

$$SDFX = \frac{[\sum_{N=1}^{N} Fx(n) - Fx^2]^{1/2}}{NM}$$

Em que N e M são o número de fotogramas e a massa do sujeito.

4.1.1.14 Exigência de estabilidade postural em ântero-posterior (PSDAP)

Este parâmetro mede, na realidade, a distância entre as localizações COM e COP na direção anteroposterior. Por conseguinte, a dimensão AP do COP e COM é necessária para calcular este parâmetro. Pode ser determinado com base na seguinte equação [13]:

$$PSDAP = COM_{AP} - COP_{AP}$$

4.1.1.15 Exigência de estabilidade postural na direção mediolateral (PSDML)

Este parâmetro mede, na realidade, a distância entre as localizações COM e COP na direção mediolateral. A seguinte equação pode ser utilizada para determinar a PSD na direção mediolateral [13]:

$$PSDML = COM_{ML} - COP_{ML}$$

4.1.1.16 Relação de oscilação na direção antero-posterior (SAP)

Este parâmetro determina, de facto, o rácio do comprimento da trajetória da oscilação do COP filtrado em relação à oscilação do COP não filtrado. Os dados foram filtrados com um corte de frequência de 10 Hz. Este parâmetro pode ser determinado com base na seguinte equação [14]:

$$SPAP = \frac{SAP}{SAP\ filtered}$$

4.1.1.17 Rácio de oscilação na direção mediolateral (SML)

Este parâmetro é o rácio entre o comprimento do percurso não filtrado do COP e o COP filtrado. Pode ser determinado com base na seguinte equação [14]:

$$SPML = \frac{SML}{SML\ filtered}$$

4.1.1.18 Frequência média do COP (COPMF)

Na verdade, o MF provou ser um marcador clínico na avaliação do controlo do equilíbrio. É definido como o centroide do espetro. Na verdade, reflecte uma mudança global na distribuição de energia que pode ser determinada com base na seguinte equação [15]:

$$\int mean = \frac{1}{\Pi} \frac{\int wll\ F(w)Flwll/dw}{\int ll\ F(w)F(w)//dw}$$

Em que F(w) é a transformada de Fourier dos dados COP nos planos AP e ML, respetivamente.

4.1. 2Análise não linear

A análise não linear avalia o grau de regularidade de um sistema. Atualmente, existem dois pontos de vista principais relativamente à análise não linear. O primeiro ponto de vista é que um valor elevado dos parâmetros não lineares (que se baseia principalmente na entropia aproximada) é um sinal de um sistema saudável e vigilante, oposto a uma estrutura morta que se caracteriza por uma linha plana. O segundo ponto de vista é que um sistema está num espaço de fase e deve ser acomodado com situações esperadas. Com base nesta abordagem, um sistema afetado pode tornar-se rígido e ter um padrão repetido, sem capacidade para lidar com novos desafios. Os parâmetros não lineares mais utilizados para avaliar a estabilidade são os seguintes [16-19].

1) Entropia aproximada

2) Entropia da amostra

3) Cruz-APEn

4) Dimensão de correlação

5) Entropia multiescala

6) Análise de flutuação deterrente

7) Análise dos expoentes de Lyapunov

8) Variância do vetor de atraso

4.1.2.1 Entropia aproximada

Este método representa a quantidade de regularidade num sistema. A diminuição da entropia pode ser interpretada como um sinal de que se dedica mais atenção ao equilíbrio de um sistema, o que acaba por melhorar a regulação do sistema. Atualmente, a regularidade de um sistema pode ser medida através da utilização de vários métodos estatísticos, a maioria dos quais centrados em vários métodos de entropia [20, 21]. No entanto, o grande número de dados necessários para a execução e a sensibilidade do sistema ao ruído são duas limitações importantes que influenciam o resultado final. Para reduzir o efeito dos parâmetros acima referidos, Steve, M. Pincus desenvolveu um método baseado na entropia de Kolmogorov-Sinai e designado por entropia aproximada (AP-En) [22].

Por conseguinte, a entropia aproximada tem a vantagem da simplicidade e da aplicabilidade prática, o que a torna particularmente útil para sinais de saída biológicos curtos e ruidosos. Pode ser utilizada para sinais de saída biológicos relativamente curtos e ruidosos do movimento humano. O método matemático utilizado para calcular a ApEn foi o utilizado por Pincus e Kafman [23-25].

O ApEn foi definido como ApEn (m, r, N), em que m é o comprimento das execuções comparadas, r é uma tolerância e N são os pontos de dados de entrada. O procedimento de cálculo do ApEn é o seguinte:

Dada uma série temporal de dados u(1), u(2), . . . u(N) de medições formam uma sequência de vectores:

x(1), x(2), . . ., x(N - m + 1) in R^m, defined by x(i) = [u(i), u(i + 1), . . ., u(i + m - 1)].

Define for each i, $1 \leq i \leq N - m + 1$:

$$C_i^m(r) = \frac{\text{number of } j \text{ such that } d[x(i),x(j)] \leq r}{N - m + 1}$$

Onde:

$$d[x(i), x(j)] = \max(|u(i+k-1) - u(j+k-1)|), \quad k=1,2,...,m$$

Define: $\Phi^m(r) = \frac{1}{N-m+1}\sum_{i=1}^{N-m+1} \log C_i^m(r)$

Then:

$$ApEn(m, r, N) = \Phi^m(r) - \Phi^{m+1}(r)$$

4.2.2.2 Cruz APEn

Na verdade, esta é uma técnica recentemente desenvolvida para analisar duas séries temporais relacionadas para medir o grau de assincronia. É semelhante à APEn, mas compara as sequências de uma série com as da segunda. Assim, a principal diferença entre este método e o APEn é o facto de este método não comparar uma série consigo própria (podendo, por isso, reduzir a quantidade de erros) [26].

4.2.2.3 Entropia da amostra (SampEn)

De facto, a entropia da amostra (SampEn) é o logaritmo natural negativo da probabilidade condicional de um conjunto de dados de comprimento N, que se tenha repetido para m amostras com uma tolerância de r, se repetir também para m+l amostras. O valor mais baixo de Samp-En indica uma maior regularidade [26, 27]. Pode ser utilizado com base na seguinte abordagem.

Para uma série cronológica de *N* pontos, *x1, x2, . . . ,xN* ,definimos subsequências, também designadas por vectores-modelo, de comprimento *m,* dadas por: *yi(m) = (xi, xi+1,..., xi+m-1)* em que *i = 1, 2,...,N-m+1.* Em seguida, define-se a seguinte quantidade: *(f)* como *(N-m-1) -1* vezes o número de vectores *Xjm* dentro de *r* de *Xim,* onde *j* varia de *1* a *N-m,* e *j≠i* para excluir self-matches, e depois define-se:

$$B^m(r) = \frac{1}{N-m}\sum_{i=1}^{N-m} B_i^m(r)$$

Analogamente, defina (r) como *(N-m-l)-l* vezes o número de vectores *Xjm+1* dentro de *r* de *Xim+1,* em que *j* varia de *1* a *N-m,* sendo *j≠i,* e defina:

$$A^m(r) = \frac{1}{N-m}\sum_{i=1}^{N-m} A_i^m(r)$$

O parâmetro SampEn *(m,r)* é então definido como *iimN→∞ -In Am r Bm r* , que pode ser estimado pela estatística:

$$SampEn(m, r, N) = -\ln[A^m(r)/B^m(r)]$$

Isto é negado pela abordagem desenvolvida por Gransberger e colaboradores. O SampEn (M, r, N) é precisamente o logaritmo natural negativo da probabilidade condicional de duas sequências semelhantes em m pontos permanecerem semelhantes no ponto seguinte, não sendo as auto-combinações incluídas no cálculo da probabilidade. Assim, o valor mais baixo de SampEn também indica mais auto-similaridades nas séries temporais [27].

4.2.2.4 Dimensão de correlação (COD)

De facto, a dimensão de correlação (COD) é um método que pode ser utilizado para avaliar o número de liberdades durante a postura. Isto significa que pode ser utilizado para determinar a dimensionalidade da série temporal do COP. Na verdade, determina a forma como os pontos de dados numa série temporal de um sistema dinâmico estão organizados num espaço de estado. Avalia a área real que um sistema dinâmico ocupa no espaço de estados. Pode ser utilizado com base na seguinte abordagem.

$$COD = \lim_{R \to 0} \frac{\log C(R)}{\log R}$$

Em que C(R) é a soma da correlação e é calculada do seguinte modo

$$C(R) = \frac{1}{N(N-1)} \sum_{i=1}^{N} \sum_{j=1\, j \neq i}^{N} \Theta\left(R - \left|x_i - x_j\right|\right)$$

Em que x(i) indica os estados incorporados no espaço de estados reconstruído, N é o número de pontos de dados e *Θ(...*) conta o número de pontos da trajetória situados a uma distância R do ponto i.

4.2.2.5 Entropia multiescalar (MSE)

Como foi referido, a entropia da amostra mede o grau de regularidade de uma série cronológica. No entanto, a entropia amostral é calculada numa única escala, enquanto as estruturas e a organização em escalas superiores da série não são consideradas. O outro problema da entropia amostral é o facto de ser demasiado sensível à escolha dos parâmetros, especialmente para um conjunto de dados muito curto $N \leq 200$. A entropia multiescalar foi desenvolvida por Madalena Costa para resolver os problemas acima referidos. O método MSE tem a mesma fórmula estatística que o SampEn [28, 29]. Por conseguinte, os resultados perdem consistência à medida que o número de pontos de dados diminui.

4.2.2.6 Expoentes de Lyapunov

Na verdade, é um indicador quantitativo da dinâmica de um sistema, que caracteriza a convergência média da taxa de divergência entre trajectos adjacentes no espaço de fase. Foi calculado com base na seguinte equação:

$$\lambda = \lim_{t \to \infty} \lim_{\|\Delta_{y0}\| \to 0} \left(\frac{1}{t}\right) log(\| \Delta_{y_t} \| / \| \Delta_{y_0} \|),$$

Onde HJyOH e HJytH representam a distância euclidiana entre dois estados do sistema, respetivamente, para um tempo arbitrário *t0* e um tempo posterior *t* [27].

4.2.2.7 Variância do vetor de atraso

Na verdade, este método é utilizado para detetar a presença de determinismo e não linearidade numa série temporal e baseia-se no exame da previsibilidade local de um sinal. Uma série temporal pode ser representada convenientemente no espaço de fase utilizando a incorporação de atrasos temporais [27]. Quando o atraso temporal é incorporado numa série temporal, esta pode ser representada por um conjunto de vectores de atraso (DVs) de uma dada dimensão. Se *m* for a dimensão dos vectores de atraso, podem ser expressos como *X(k)* = [*x (k-mτ) ...x (k-τ)*], em que *τ* é o desfasamento temporal. Agora, para cada DV *X (k)*, existe um objetivo correspondente, nomeadamente a amostra seguinte *xk*. É gerado um conjunto βk *(m, d)* agrupando os DVs que se encontram a uma determinada distância euclidiana *(d)* do DV *X(k)*. Esta distância euclidiana será variada de forma normalizada em função da distribuição das distâncias entre pares de DVs. Agora, para uma dada dimensão de incorporação *m*, é calculada uma medida de imprevisibilidade *σ*2* (variância do objetivo) em conjuntos globais de *βk*. A média *μd* e o desvio-padrão *σd* são calculados em relação a todas as distâncias euclidianas entre DVs dadas por *i -x j* (i≠j). Os conjuntos βk *(m, d)* são gerados de modo a que *βk*= (i)\ *x κ -x j* ≤*d* i.e., conjuntos que consistem em todos os DVs que se encontram mais próximos de *X(k)* do que uma determinada distância *d*, retirada do intervalo [μd-nd*σd*; μd+nd*σd*] em que *nd* é um parâmetro que controla o intervalo sobre o qual se efectua a análise do DVV. Para cada conjunto βk *(m, d)*, é calculada a variância dos alvos correspondentes σk2 *(m, d)*. A média dos *N* conjuntos βk*(m, d)* é dividida pela variância do sinal da série temporal σx2, *σk* dá a medida inversa da previsibilidade, nomeadamente a variância dos alvos *σ*2 [27]*.

$$\sigma^{*2} = \frac{(1/N)\sum_{k=1}^{N}\sigma_k^2}{\sigma_x^2}$$

4.2.2.8 Análise de flutuação deterrente (DFA)

Este método foi introduzido pela primeira vez por Peng et al, que é um método de expoente de escala e fornece informações sobre as propriedades de correlação do sinal. Com base na abordagem tradicional, uma série temporal pode ser dividida em segmentos de diferentes comprimentos e, em seguida, a média do erro médio é calculada com base na soma dos resíduos ao quadrado dividida pelo comprimento do segmento. Isto é feito após a realização de uma análise linear de mínimos quadrados nos dados desse segmento. Atualmente, o valor do DFA é apresentado como alfa, que é o declive desta placa. Os valores de alfa variam entre 0,5 e 1,5 para ruído branco e passeio aleatório puro, respetivamente [30].

Na realidade, trata-se de uma análise aleatória modificada que se centra no facto de uma série temporal correlacionada de longo alcance poder ser transformada num processo auto-similar através de uma simples integração. Não é relativamente afetada por qualquer série não-estacionária porque subtrai localmente a linha de melhor ajuste antes de efetuar a análise das flutuações. Tem sido utilizado numa série de estudos, incluindo:

1) Frequência cardíaca fetal para deteção de patologias
2) Efeitos do género e do envelhecimento na respiração
3) Análise da atividade cerebral a partir de FMRI
4) Correlação de longo alcance nos intervalos de passada em marcha não tratada
5) Toque com os dedos a diferentes velocidades
6) Desenvolvimento da marcha e envelhecimento

7) Andar com o ritmo do metrónomo

8) Marcha a diferentes velocidades

Este método é uma medida fiável da estabilidade em pé e é útil para identificar indivíduos com elevado risco de queda.

4.2 Análise da estabilidade durante a marcha (estabilidade dinâmica)

A estabilidade dinâmica é definida como a capacidade de um indivíduo manter o corpo estável enquanto caminha, corre ou efectua qualquer tarefa manual. É medida com base em várias abordagens que, na sua maioria, se baseiam nas oscilações do COP e na cinemática das articulações. Na verdade, a estabilidade de um indivíduo enquanto caminha pode ser avaliada quando os indivíduos caminham numa superfície plana ou quando caminham também sobre um obstáculo.

4.2.1 Avaliação da estabilidade dinâmica durante a marcha numa superfície plana

Neste teste, o sujeito é convidado a caminhar numa superfície plana a uma velocidade confortável. Consoante o tipo de análise e os parâmetros selecionados, a duração do teste pode variar entre um segundo e alguns minutos. Na verdade, o teste pode ser efectuado no solo ou numa passadeira. Para o efeito, podem ser utilizados os seguintes parâmetros:

1) Relação COM -BOS nos planos AP e ML

2) Taxas médias de travagem e de carga vertical

3) Estabilidade dinâmica local

4) Expoente de divergência local

5) Margem de estabilidade

6) Relação RMS e harmónica

7) Angulação COP-COM nos planos AP e ML

4.2.1.1 Relação COM-BOS nos planos AP e ML

A relação COM-BOS nas direcções AP e ML pode ser calculada durante o apoio de um ou dois membros. Pode ser efectuado com base em dados cinemáticos de acordo com o método mencionado por Perry [31-33]. Neste método, a margem posterior do COM-BOS foi calculada com base no nível mínimo da distância entre a localização do COM e a porção posterior do BOS. A porção posterior do BOS pode ser determinada através da utilização da trajetória do marcador do calcâneo. A fim de medir a estabilidade na direção ML, a margem lateral COM-BOS foi calculada como a distância mínima entre a localização do COM na direção mediolateral e o bordo lateral do BOS. O limite lateral do BOS é determinado pela utilização da trajetória do marcador fixado no maléolo lateral. A distância é normalizada para a largura do passo [34].

A localização do COM durante a marcha é determinada com base na abordagem de modelação. Dependendo do tipo de abordagem de modelação, alguns marcadores são fixados em pontos anatómicos do corpo, incluindo as cabeças metatársicas medial e lateral, o calcanhar, os maléolos medial e lateral, os epicôndilos medial e lateral da articulação do joelho, o trocânter maior e as articulações acromioclaviculares nos lados direito e esquerdo. Além disso, foram colocados 4 marcadores nas espinhas ilíacas superiores anteriores e posteriores direita e esquerda. Na abordagem baseada em agregados, são fixados 4 agregados (cada um composto por 4 marcadores) na superfície anterolateral da perna e da coxa, tanto do lado esquerdo como do lado direito.

Também é possível determinar a localização do COM em relação ao BOS de outra forma. Desta forma, o ponto médio da distância mediolateral entre o marcador do calcanhar e o marcador do dedo do pé de cada pé definiu o BOS para um pé para SLS (apoio de um membro) e ambos os pés para apoio de dois membros. A estabilidade dinâmica do SLS foi medida como a distância média da localização do COM ao BOS na direção ML durante o apoio de um membro para cada perna [34].

O DLS (apoio duplo do membro) também pode ser definido como a percentagem média de localização, relativamente a 50% da linha média, da projeção vertical do COM para o BOS na direção mediolateral para cada condição de carga do membro [34].

4.2.1.2 Taxa média de rutura e de carga vertical

A taxa média de rotura e de carga vertical foi determinada com base na saída da placa de forças. As componentes vertical e ântero-posterior da força de reação do solo podem ser utilizadas para este efeito. As taxas médias de rutura e de carga vertical foram calculadas a partir das forças AP e verticais registadas durante os primeiros 100 milissegundos de cada contacto do pé com a plataforma de força e normalizadas para a massa corporal do sujeito [34].

4.2.1.3 Estabilidade dinâmica local

De facto, a estabilidade dinâmica local pode ser determinada com base no expoente de Lyapunov (λ). Este método examina a estabilidade através da estimativa da taxa exponencial média de divergência das trajectórias vizinhas no espaço de estados, que representa a quantidade de sensibilidade de um sistema a perturbações locais. Neste método, os dados cinemáticos do plano sagital unidimensional em linha ($X_{(t)}$) foram reconstruídos num espaço de estados não-dimensional, $X_{(t)}$, utilizando cópias atrasadas no tempo deslocadas por um ponto no tempo [35].

Entropia aproximada (ApEn): Como já foi referido, a ApEn pode ser utilizada para quantificar a irregularidade e a variabilidade das séries cronológicas. Na verdade, pode ser utilizada para séries temporais curtas. Foi referido que pode ser aplicado tanto a sinais determinísticos (caóticos) como a sinais estocásticos. Baseia-se neste ponto de vista de que as trajectórias que se encontram próximas umas das outras permanecerão próximas umas das outras num tipo de movimento regular, a menos que seja aplicada uma força de perturbação no sistema. Por conseguinte, o ApEn determina a probabilidade de duas trajectórias no espaço de fase permanecerem próximas uma da outra após um determinado período de tempo [36].

Maior expoente de Lyapunov (LLE): O LLE é definido como a média das taxas exponenciais de divergência ou convergência de quase órbitas no espaço de estados. Atualmente, é um parâmetro não linear típico que determina a estabilidade dinâmica durante a marcha no solo ou na passadeira. O valor mais elevado deste parâmetro representa a instabilidade dinâmica da estrutura. Neste contexto, podem ser indicados dois valores de LLE. Um reflecte a forma como o sistema responde durante um período de tempo mais curto (0,5 ou 1 ciclo de marcha) e o outro reflecte a forma como o sistema responde durante um período de tempo mais longo (4 a 10 ciclos de marcha) [37-39].

4.3 Análise da estabilidade durante a execução de uma tarefa manual

O teste de estabilidade dos indivíduos deficientes e normais durante a posição de pé tem sido efectuado em muitos estudos de investigação; no entanto, o teste de estabilidade funcional é outro parâmetro importante que só foi utilizado em alguns estudos [3]. O teste de Jebson da função da mão é um dos testes padrão utilizados para analisar o teste de estabilidade funcional. Este teste foi alargado para incluir tarefas que requerem o alcance vertical e o cruzamento da linha média do corpo enquanto se está de pé [40] . Os sujeitos levantam objectos leves e pesados durante este teste. O teste de estabilidade funcional consistia em 18 tarefas que foram divididas em três grupos principais de acordo com as dificuldades das tarefas, tais como desafio ligeiro, desafio moderado e desafio difícil. Na investigação efectuada por Triolo et al (1993), participaram 69 indivíduos normais e 2 paraplégicos, aos quais foi pedido que realizassem as seguintes tarefas [40]:

a) Mover pequenos objectos sobre a bancada

b) Levantar objectos para a prateleira inferior

c) Levantar objectos de uma prateleira inferior para uma prateleira superior

d) Empurrar objectos com o lado dominante

O tempo necessário para realizar estas funções manuais foi selecionado para a análise final. Os estudos de caso na população com LME indicaram que o teste pode ser muito dependente do doente. De acordo com os resultados desta investigação, é necessário mais trabalho para estabelecer a sensibilidade, a precisão e a fiabilidade do teste. Concluiu-se que os dados de indivíduos aptos e deficientes têm de ser reanalisados para encontrar as tarefas mais stressantes e sensíveis para representar a capacidade funcional de estar de pé. Alguns investigadores utilizaram outros parâmetros, como as excursões da oscilação do COP nos planos mediolateral e anteroposterior e o comprimento do trajeto do COP [41, 42]. O procedimento utilizado por estes investigadores foi diferente dos outros.

4.4 Análise da estabilidade em sit to stand

Não há dúvida de que a posição sentada para se levantar é uma das actividades diárias mais comuns, realizada pela maioria das pessoas saudáveis e pelas que sofrem de várias perturbações. De facto, o desempenho dos indivíduos nesta tarefa depende da posição da extremidade inferior, da possibilidade de utilizar a mão para se apoiarem, da profundidade da posição sentada direita e da forma do assento. A base de apoio da posição sentada para a posição de pé diminui, o que influencia a estabilidade. No entanto, há duas estratégias importantes que devem ser tidas em conta para esta tarefa: a utilização das mãos ou dos braços enquanto se está de pé e a posição dos pés enquanto se levanta [43, 44].

Nesta tarefa, as forças musculares geradas pela flexão simultânea do tronco e do joelho iniciam uma força de reação que permite o momento de avanço da coxa, seguido do afastamento do banco. Nos passos seguintes, o movimento do corpo para a frente passa a ser vertical. Na verdade, pode ser dividido em várias fases:

A primeira fase, também designada por fase do impulso de flexão: Começa com o início do movimento e termina imediatamente antes de as coxas se levantarem da cadeira [44].

Segunda fase (fase de transferência de momento): O corpo continua a mover-se para a frente para atingir a dorsiflexão máxima da articulação do tornozelo. Começa com o assentamento e continua com a deslocação anterior e ascendente da COM [44].

Terceira fase (fase de extensão): Inicia-se após atingir a dorsiflexão máxima da articulação do tornozelo e continua até atingir a extensão máxima da articulação da anca. Esta fase é concluída com a extensão máxima da articulação da anca [44].

Quarta fase (fase de estabilização): Começa logo após a velocidade de extensão da anca chegar a zero e continua até que todo o movimento associado à estabilização da subida seja alcançado [44].

Alguns investigadores também dividiram a fase de sentado para de pé em duas fases, que incluem: a fase preparatória (início do movimento para a frente até ao levantamento do assento) e a fase de extensão (início do levantamento do assento até que a velocidade vertical da COM diminua para zero). Do ponto de vista biomecânico, são considerados os seguintes parâmetros no plano sagital

1) Ângulo na articulação do joelho
2) Ângulo na articulação da anca
3) Ângulo entre o tronco e a vertical
4) Velocidade angular na articulação do joelho
5) Velocidade angular na articulação da anca

Atualmente, existe outro teste que avalia o desempenho dos indivíduos durante o teste de sentar e levantar. Neste teste, o tempo necessário para completar 5 testes de sentar e levantar com sucesso é considerado como um parâmetro principal para avaliar a estabilidade. Existem alguns estudos na literatura que avaliaram a fiabilidade e a validade do teste de sentar e levantar.

4.5 Análise da estabilidade durante a posição sentada

Outro teste utilizado sobretudo para avaliar a estabilidade de pessoas com deficiência é a estabilidade dinâmica na posição sentada. É utilizado sobretudo em indivíduos com paralisia cerebral e lesão da espinal medula. Na posição sentada, o teste é limitado pela área que abrange as nádegas, as coxas e os pés. O COM nesta posição está localizado aproximadamente em frente da 4ª vértebra lombar e acima da tuberosidade isquiática.

Neste teste, o sujeito é convidado a sentar-se numa placa de força embutida numa cadeira e alguns parâmetros, como os parâmetros do domínio do tempo e da frequência para medir o deslocamento do COP, a velocidade, a área e a frequência caracterizada pela flutuação do COP, foram selecionados para análise final [45].

4.5.1 Avaliação da posição sentada de crianças com disfunção neuromuscular (SACND)

Este teste foi concebido para avaliar a estabilidade de indivíduos com disfunção neuromuscular com idades compreendidas entre os 8 e os 10 anos, com capacidade para se sentarem sem apoio constante das mãos. Este teste consiste em 26 minutos de fases que são gravadas em vídeo [46].

A primeira fase é designada por fase de repouso sentado, na qual as crianças se sentam de forma independente num banco e ouvem uma história ou vêem um vídeo. A segunda fase é designada por "reach-sitting". Nesta parte, o sujeito tenta alcançar um objeto num quadro, centralmente, de cima para baixo e para cada lado com a mão dominante. A capacidade dos sujeitos para realizar estas tarefas é classificada de 1 a 4 e a pontuação total é utilizada para a avaliação final [46].

Referências

1. Santos, B.R., et al., *Reliability of centre of pressure summary measures of postural steadiness in healthy young adults.* Gait & Posture, 2008. **27**(3): p. 408-15.

2. Karimi, M. e A. Esrafilian, *Avaliação da estabilidade de indivíduos normais e pacientes com Perthes e distúrbios de lesão da medula espinhal durante períodos curtos e longos de tempo.* Prosthetics and orthotics international, 2013. **37**(1): p. 22-9.

3. Karimi, M.T. e S. Solomonidis, *A relação entre os parâmetros dos testes de estabilidade estática e dinâmica.* Jornal de investigação em ciências médicas: o jornal oficial da Universidade de Ciências Médicas de Isfahan, 2011. **16**(4): p. 530-5.

4. Anbarian, M., et al., *A comparison of linear and nonlinear stability parameters in different clinical forms of multiple sclerosis.* Revisão Europeia do Envelhecimento e da Atividade Física, 2015. **12**(9).

5. Coleman, M., et al. *Stability and chaos in passive-dynamic locomotion.* in *IUTAM Symposium on New Applications of Nonlinear and Chaotic Dynamics in Mechanics.* 1999. Springer.

6. Tahmasebi, R., et al., *Avaliação da estabilidade em pé em indivíduos com pés chatos.* Especialista em pé e tornozelo, 2015. **8**(3): p. 168-74.

7. Kagawa, T., H. Fukuda, e Y. Uno, *Análise da estabilidade da posição de pé de um paraplégico enquanto usa uma ortótese.* Medical & Biological Engineering & Computing, 2006. **44**(0140-0118 (Print)): p. 907-917.

8. Le Clair, K. e C. Riach, *Postural stability measures: what to measure and for how long.* Clinical Biomechanics, 1996. **11**: p. 176-178.

9. Hadian, M.R., et al., *Reliability of center of pressure measures of postural stability in patients with unilateral anterior cruciate ligament injury.* J Appl Sci, 2008. **8**(17): p. 3019-25.

10. Raymakers, J., M. Samson, and H. Verhaar, *The assessment of body sway and the choice of the stability parameter (s).* Gait & Posture, 2005. **21**(1): p. 48-58.

11. Karimi, M.T., et al., *Performance of spinal cord injury individuals while standing with the Mohammad Taghi Karimi reciprocal gait orthosis (MTK-RGO).* Australasian physical & engineering sciences in medicine / apoiado pelo Australasian College of Physical Scientists in Medicine e pela Australasian Association of Physical Sciences in Medicine, 2013. **36**(1): p. 35-42.

12. Onell, A., *The vertical ground reaction force for analysis of balance?* Gait & Posture, 2000. **12**(1): p. 7-13.

13. Lee, G. e A.E. Park, *Desenvolvimento de uma ferramenta mais robusta para a análise da estabilidade postural de cirurgiões laparoscópicos.* Surgical endoscopy (Endoscopia cirúrgica), 2008. **22**(4): p. 1087-92.

14. Blaszczyk, J.W., M. Beck, e D. Sadowska, *Avaliação da estabilidade postural em jovens saudáveis com base em caraterísticas direcionais de dados posturográficos: efeitos da visão e do género.* Ata neurobiologiae experimentalis, 2014. **74**(4): p. 433-42.

15. Kim, G., M. Ferdjallah e G. Harris. *Fast Computational Analysis of Sway Area Using Center of Pressure Data in Normal Children and Children with Cerebral Palsy.* in *25th Southern Biomedical Engineering Conference 2009*. 1985. Anais do IFMBE.

16. Ramdani, S., et al., *On the use of sample entropy to analyze human postural sway data.* Medical engineering & physics, 2009. **31**(8): p. 1023-31.

17. Cavanaugh, J.T., K.M. Guskiewicz, e N. Stergiou, *Uma abordagem dinâmica não linear para avaliar o controlo postural.* Sports Medicine, 2005. **35**(11): p. 935-950.

18. Pincus, S.M. e A.L. Goldberger, *Physiological time-series analysis: what does regularity quantify?* American Journal of Physiology-Heart and Circulatory Physiology, 1994. **266**(4): p. H1643-H1656.

19. Deffeyes, J.E., et al., *Nonlinear detrended fluctuation analysis of sitting center-of-pressure data as an early measure of motor development pathology in infants.* Dinâmica não linear, psicologia e ciências da vida, 2009. **13**(4): p. 351-368.

20. Adjerid, K., et al., *Comparing Postural Stability Entropy Analyses to Differentiate Fallers and Nonfallers.* 2014.

21. Jiang, B.C., et al., *Método baseado na entropia para a análise de dados COP.* Questões Teóricas em Ciência Ergonómica, 2013. **14**(3): p. 227-246.

22. Pincus, S.M., *Approximate entropy as a measure of system complexity (A entropia aproximada como medida da complexidade do sistema).* Proceedings of the National Academy of Sciences, 1991. **88**(6): p. 2297-2301.

23. Pincus, S.M., *Approximate entropy as a measure of system complexity.* Proc Natl Acad Sci U S A, 1991. **88**(6): p. 2297-301.

24. Pincus, S., *Approximate entropy (ApEn) as a complexity measure.* Chaos, 1995. **5**(1): p. 110-117.

25. Pincus, S. e R.E. Kalman, *Nem todas as sequências (possivelmente) "aleatórias" são criadas de forma igual.* Proceedings of the National Academy of Sciences, 1997. **94**(8): p. 3513-3518.

26. Richman, J.S. e J.R. Moorman, *Physiological time-series analysis using approximate entropy and sample entropy.* American Journal of Physiology-Heart and Circulatory Physiology, 2000. **278**(6): p. H2039- H2049.

27. Diab, A., et al. *Quantitative performance analysis of four methods of evaluating signal nonlinearity: application to uterine EMG signals.* in *Engineering in Medicine and Biology Society (EMBC), 2012 Annual International Conference of the IEEE*. 2012. IEEE.

28. Ramdani, S., et al., *On the use of sample entropy to analyze human postural sway data.* Med Eng Phys, 2009. **31**(8): p. 1023-31.

29. Costa, M., A.L. Goldberger, e C.K. Peng, *Multiscale entropy analysis of biological signals.* Phys Rev E Stat Nonlin

Soft Matter Phys, 2005. **71**(2 Pt 1): p. 021906.

30. Deffeyes, J.E., et al., *Nonlinear detrended fluctuation analysis of sitting center-of-pressure data as an early measure of motor development pathology in infants.* Nonlinear Dynamics Psychol Life Sci, 2009. **13**(4): p. 351-68.

31. Perry, S.D., A. Radtke, and C.R. Goodwin, *Influence of footwear midsole material hardness on dynamic balance control during unexpected gait termination.* Gait Posture, 2007. **25**(1): p. 94-8.

32. Perry, S.D., et al., *Hormone replacement and strength training positively influence balance during gait in post-menopausal females: a pilot study.* J Sports Sci Med, 2005. **4**(4): p. 372-81.

33. Perry, S.D., L.C. Santos, and A.E. Patla, *Contribution of vision and cutaneous sensation to the control of centre of mass (COM) during gait termination.* Brain Res, 2001. **913**(1): p. 27-34.

34. Menant, J.C., et al., *Effects of shoe characteristics on dynamic stability when walking on even and uneven surfaces in young and older people.* Arch Phys Med Rehabil, 2008. **89**(10): p. 1970-6.

35. Dingwell, J.B. e L.C. Marin, *Variabilidade cinemática e estabilidade dinâmica local dos movimentos da parte superior do corpo ao caminhar a diferentes velocidades.* J Biomech, 2006. **39**(3): p. 444-52.

36. Arif, M., et al., *Estimation of the effect of cadence on gait stability in young and elderly people using approximate entropy technique.* Measurement Science Review, 2004. **4**(2): p. 29-40.

37. Scafetta, N., D. Marchi, e B.J. West, *Compreendendo a complexidade da dinâmica da marcha humana.* Chaos, 2009. **19**(2): p. 026108.

38. England, S.A. and K.P. Granata, *The influence of gait speed on local dynamic stability of walking.* Gait Posture, 2007. **25**(2): p. 172-8.

39. Granata, K.P. e S.A. England, *Stability of dynamic trunk movement (Estabilidade do movimento dinâmico do tronco).* Spine (Phila Pa 1976), 2006. **31**(10): p. E271-6.

40. Triolo, R.J., et al., *The functional standing test; desenvolvimento e normalização de uma avaliação clínica da função de estar de pé.* Revista Engineering in Medicine and Biology, IEEE, 1993. **11**(4): p. 32 - 34.

41. Baardman, G., et al., *The influence of the reciprocal hip joint link in the Advanced Reciprocating Gait Orthosis on standing performance in paraplegia.* Prosthetics and Orthotics International, 1997. **21**(0309-3646 (Print)): p. 210-21.

42. Middleton, J.W., et al., *Postural control during stance in paraplegia: effects of medially linked versus unlinked knee-ankle-foot orthoses.* Archives of Physical Medicine and Rehabilitation, 1999. **80**(0003-9993 (Print)): p. 1558-65.

43. Boukadida, A., et al., *Determinantes das tarefas sit-to-stand em indivíduos com hemiparesia após acidente vascular cerebral: Uma revisão.* Anais de medicina física e de reabilitação, 2015. **58**(3): p. 167-72.

44. Schenkman, M., et al., *Whole-body movements during rising to standing from sitting.* Physical therapy, 1990. **70**(10): p. 638-48; discussão 648-51.

45. Alm, M., et al., *Clinical evaluation of seating in persons with complete thoracic spinal cord injury.* Spinal cord, 2003. **41**(10): p. 563-71.

46. Banas, B.B. e E.J. Gorgon, *Propriedades clinimétricas de medidas de equilíbrio sentado para crianças com paralisia cerebral: uma revisão sistemática.* Fisioterapia e terapia ocupacional em pediatria, 2014. **34**(3): p. 313-34.

Capítulo 5

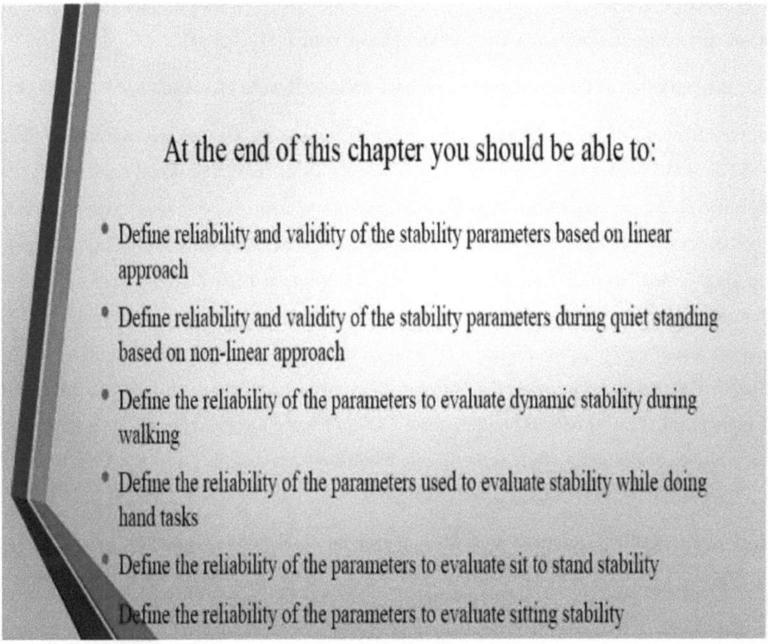

At the end of this chapter you should be able to:

- Define reliability and validity of the stability parameters based on linear approach
- Define reliability and validity of the stability parameters during quiet standing based on non-linear approach
- Define the reliability of the parameters to evaluate dynamic stability during walking
- Define the reliability of the parameters used to evaluate stability while doing hand tasks
- Define the reliability of the parameters to evaluate sit to stand stability
- Define the reliability of the parameters to evaluate sitting stability

5 Seleção do parâmetro de estabilidade

A principal questão associada à investigação sobre estabilidade é saber qual o parâmetro mais adequado a utilizar para determinar a diferença entre a estabilidade de indivíduos normais e deficientes. Como foi referido anteriormente, existem duas abordagens principais relativamente à análise da estabilidade, incluindo abordagens lineares e não lineares. Além disso, a estabilidade pode ser avaliada durante a posição de repouso, em vigília, durante a realização de tarefas manuais, durante a posição de sentado para de pé e durante a posição de pé.

5.1 Fiabilidade e validade dos parâmetros de estabilidade baseados em abordagens lineares

Atualmente, existem alguns estudos que avaliaram a fiabilidade dos parâmetros de estabilidade com base numa abordagem linear. Na maioria deles, foram investigados alguns parâmetros como o tempo de recolha de dados, o número de ensaios e a sensibilidade para distinguir entre condições de ensaio [1-4].

5.1.1 Fiabilidade dos parâmetros de estabilidade com base na investigação efectuada por Goldie et al

Na investigação efectuada por Goldie et al, foram recrutados 28 indivíduos saudáveis. Foi-lhes pedido que se apoiassem numa placa de força durante um período de 15 segundos e em 4 posições básicas de postura, incluindo: passo com duas pernas, tendão e postura com uma perna. Os participantes efectuaram apenas um ensaio e os testes foram repetidos um dia depois. Alguns parâmetros, como o desvio padrão do COP e as forças mediolateral e anteroposterior, foram selecionados neste estudo. Os resultados da sua investigação mostraram que os parâmetros baseados na força têm mais fiabilidade do que os parâmetros baseados no COP. A fiabilidade dos parâmetros baseados na força, tanto em ML como em AP, variou entre 0,7 e 0,8, em comparação com os parâmetros baseados no COP, que se situaram entre 0,11 e 0,3 [4].

5.1.2 Fiabilidade dos parâmetros de estabilidade com base na investigação efectuada por Le Clair et al

Na investigação efectuada por Le Clair et al, foram recrutados indivíduos saudáveis com idades compreendidas entre os 19 e os 32 anos (13 mulheres e 12 homens) [5]. A frequência da recolha de dados foi de 50 Hz. A estabilidade foi avaliada em quatro condições de postura diferentes, incluindo os pés juntos (postura normal) e do calcanhar aos dedos dos pés em condições de olhos abertos e fechados (postura de Romberg). Alguns parâmetros como o desvio padrão do COP nos planos AP e ML, a velocidade média do COP e o desvio padrão de Fx, Fy e Fz foram selecionados neste estudo. Os testes foram repetidos com o mesmo procedimento no dia seguinte. O ponto interessante da pesquisa foi que a duração do teste variou entre 10 e 60 segundos (10, 20, 30, 45 e 60 segundos). Confirmaram que a duração do teste influenciou a medição da oscilação postural, sendo que 10 s foi o menos fiável. Também demonstraram que o COP, a força e a velocidade são mais fiáveis em situações de reteste e que apenas uma tentativa é suficiente para obter uma medida fiável [5]. Com base nos seus resultados, a fiabilidade óptima foi obtida numa condição de ensaio de 20-30 segundos.

5.1.3 Generalizar a capacidade de medição do centro de pressão em posição tranquila

De facto, na generalização, as variações dos erros são determinadas com base na análise do procedimento de variância. Nesta investigação, efectuada por Dyle et al, foram recrutados 15 indivíduos saudáveis (7 homens e 8 mulheres). Os parâmetros de estabilidade no seu estudo foram os desvios-padrão nas direcções mediolateral e antero-posterior, a velocidade do COP em ambos os planos e 95% da área da elipse [6].

A duração do teste variou entre 30 e 90 segundos. Os testes também foram repetidos com os olhos fechados. Os resultados dos seus estudos mostraram que a duração dos ensaios contribui ligeiramente mais para a variação global do que o número de ensaios. Todas as medidas durante a condição de olhos fechados produziram uma fiabilidade aceitável quando a duração dos ensaios foi de 30 s. No entanto, a fiabilidade dos parâmetros para a condição de olhos abertos é inferior à da condição de olhos fechados, quando a duração dos ensaios foi de 80 segundos. Foi referido que, durante a condição de olhos abertos, apenas a medida da velocidade obteve uma fiabilidade aceitável com uma duração de ensaio de 30 s. A fiabilidade de outros parâmetros, como o desvio-padrão do COP nas direcções ML e AP, foi aceitável. Concluíram que a fiabilidade da maioria dos parâmetros de estabilidade é elevada para o teste com 5 ensaios e cada ensaio com a duração de 60 segundos [6].

5.1.4 Avaliação da sensibilidade dos parâmetros de estabilidade com base no estudo de Raymakers et al

Para além da fiabilidade e da repetibilidade do parâmetro de estabilidade, a sensibilidade e a capacidade de um parâmetro para distinguir as condições saudáveis das patológicas também são importantes. Na investigação efectuada por Raymakers et al, foram recrutados quatro grupos de indivíduos normais (n=45, idade=24-45 anos), idosos saudáveis (n=38, idade=61-78) e dois grupos de idosos (n=10, n=21 e idade=65-89 anos). A estabilidade destes indivíduos foi avaliada com base em alguns parâmetros, incluindo: amplitude do deslocamento máximo do COP em ML e AP, velocidade média de deslocamento, parâmetro de estabilidade do plano de fase, área do estabilograma, desvio planar, deslocamento crítico médio quadrático, tempo crítico e constante de difusão e também a soma dos produtos da duração e do deslocamento dos desvios máximos da média [3].

O resultado da sua investigação mostrou que a amplitude da alteração do COP no plano AP não é influenciada pela idade. No entanto, a excursão ML é significativamente influenciada pela idade. Também confirmaram que a velocidade média de deslocação é um bom parâmetro a este respeito, em comparação com o desvio padrão da deslocação do COP, que parece ser menos útil [3].

Com base nos resultados dos estudos acima referidos, pode concluir-se que a maioria dos parâmetros de estabilidade tem um elevado grau de fiabilidade se o teste for repetido 5 vezes e a duração do ensaio for superior a 30 segundos. Parece que a velocidade do COP e a excursão da oscilação do COP nas direcções mediolaterais são mais fiáveis e sensíveis em comparação com outros parâmetros de estabilidade [3].

5.2 Fiabilidade e validade dos parâmetros de estabilidade não linear

A APEn é um parâmetro não linear que é utilizado principalmente em vários estudos de investigação sobre a estabilidade em pé. Num estudo efectuado por Cavanaugh et al, a estabilidade de 30 indivíduos normais foi avaliada durante a posição de pé tranquila e em ensaios de tarefa dupla [7]. Os resultados deste estudo mostraram que a APEn tem potencial suficiente para detetar alterações subtis no controlo postural.

Noutro estudo realizado por Mazaheri et al, foi recrutada uma amostra de 33 indivíduos com perturbações músculo-esqueléticas, incluindo 11 com dores lombares, 12 com lesões do LCA e 10 com entorse frequente do tornozelo (EFA). A estabilidade dos sujeitos foi avaliada em três condições diferentes, incluindo 1) com os olhos abertos 2) com os olhos fechados 3) em pé sobre espumas com os olhos fechados. Os testes foram repetidos com o mesmo procedimento com um intervalo de 48 horas. A estabilidade desses sujeitos foi avaliada com o uso da entropia [8].

Os resultados do seu estudo mostraram que a entropia era o parâmetro baseado no COP mais fiável, com uma elevada fiabilidade inter-sessões e intra-sessões. Concluíram que a fiabilidade mais elevada da entropia apoia o facto de os seus resultados poderem ser utilizados para fins discriminativos e avaliativos na população com perturbações músculo-esqueléticas [8].

5.3 Fiabilidade e validade dos parâmetros de estabilidade utilizados para avaliar a estabilidade dinâmica durante a marcha

Um estudo foi efectuado por Caballero et al com base na oscilação do COP. A entropia de permutação (PE) e a análise de flutuação de detergente (DFA) apresentaram uma elevada consideração entre ensaios. Foi enfatizado que a PE e a DFA tinham bons valores de fiabilidade entre sessões em condições instáveis [9].

No estudo efectuado por Reynard et al em 100 indivíduos saudáveis (50 homens e 50 mulheres), os indivíduos foram classificados de acordo com a sua idade. Os sujeitos foram equipados com um acelerómetro axial 3D fixado a um adulto ao nível da parte superior anterior do tronco, sob a incisura esternal. Os sujeitos caminharam numa passadeira nivelada. Os sujeitos caminharam durante 5 minutos. O maior expoente de Lyapunov foi utilizado para determinar a estabilidade dinâmica local. Atualmente, a estabilidade dinâmica local a longo prazo (LDS), ao longo de 4 a 10 passadas e a LDS a curto prazo foram utilizadas para a análise final [10]. Os resultados deste estudo mostraram que a repetibilidade intra-sessão do LDS da marcha foi de cerca de 0,5 para o LDS de longo prazo e 0,85 para o de curto prazo. A repetibilidade intersessão foi de cerca de 0,6 para ambos os períodos, curto e longo. Eles também confirmaram que a repetibilidade e a adequação do expoente de Lyapunov curto é maior do que o expoente de Lyapunov longo. Este estudo baseou-se no movimento do tronco [10]. É o mesmo que o estudo de Hamacher et al, que confirmou que λ é uma estimativa válida da estabilidade dinâmica [11].

Noutro estudo realizado por Rabago et al, a fiabilidade entre sessões e o valor mínimo de alteração detetável dos parâmetros espácio-temporais da marcha, as medidas de estabilidade cinemática e dinâmica foram avaliados em 12 adultos saudáveis [12]. A fiabilidade entre sessões e os valores de alteração mínima detetável para todos os parâmetros espácio-temporais da marcha e a medida da estabilidade dinâmica demonstram uma fiabilidade razoável a excelente entre sessões. Os resultados deste estudo confirmaram que, em todos os tipos de perturbação, as medidas espaciais temporais, orbitais e locais foram as medidas mais fiáveis, com valores mínimos de alteração detectáveis mais baixos, apoiando a sua utilização para detetar a instabilidade [12].

Noutro estudo realizado por Hamacher et al, a estabilidade dinâmica local de 11 jovens adultos durante a marcha foi investigada em três condições: marcha normal, marcha enquanto se enviava uma mensagem de texto e marcha enquanto se recitavam séries de 7. A estabilidade dinâmica local foi avaliada através da utilização do expoente finito de Lyapunov a curto prazo. Os dados foram registados utilizando um sensor inercial fixado no tronco.

Os resultados do ICC mostraram que, na marcha normal e na marcha com mensagens de texto, o expoente de Lyapunov tem uma fiabilidade boa a excelente [13].

5.4 Fiabilidade e validade dos parâmetros de estabilidade utilizados para avaliar as tarefas manuais

A fiabilidade e a validade dos parâmetros utilizados para avaliar a tarefa manual foram avaliadas por Karimi 2012. Nesta investigação, foi recrutado um grupo de 10 indivíduos normais para verificar a validade dos parâmetros baseados no tempo e na oscilação do COP durante a realização de várias tarefas manuais. Alguns parâmetros, como o tempo de execução dos movimentos, as excursões do COP em ambos os planos, o RMS e a área sob as curvas de oscilação do COP em ambos os planos, foram utilizados para a análise final. Foi pedido aos sujeitos que movessem várias peças de madeira nas direcções para a frente, transversal e vertical. A correlação entre os parâmetros acima mencionados em dois momentos foi avaliada pelo ICC. Os resultados mostraram que a reprodutibilidade dos parâmetros baseados no tempo é maior do que a dos parâmetros baseados na oscilação do COP para a estabilidade funcional. Recomendaram que a oscilação do COP fosse utilizada em particular para movimentos de alcance vertical. A outra investigação para verificar a validade foi também efectuada por Triolo et al. Os resultados desta investigação, que foi realizada em 69 indivíduos normais e 2 indivíduos com lesão da espinal medula, mostraram que os parâmetros baseados no tempo têm um elevado grau de repetibilidade para avaliar a estabilidade durante as tarefas manuais [14]. Este teste foi utilizado por alguns investigadores para avaliar a eficiência de várias ortóteses durante as funções da mão de indivíduos paraplégicos [15, 16].

5.5 Fiabilidade dos parâmetros utilizados para avaliar o teste "sit to stand

Atualmente, existem alguns estudos na literatura sobre a validade e a fiabilidade do teste "sit to stand". Na investigação efectuada por Goldberg et al em 29 mulheres idosas, foi demonstrado que o teste de sentar e levantar cinco vezes (FTSS) é uma medida válida do equilíbrio dinâmico e da capacidade funcional em adultos mais velhos. De facto, neste estudo foi recolhido o tempo necessário para completar com êxito 5 tarefas FTSS. A pontuação deste teste foi comparada com a do TUG e do teste de alcance funcional. Os resultados deste estudo também confirmaram que a alteração no FTSS deve exceder 12,5 segundos para ser considerada uma alteração real do erro de medição [17].

Noutro estudo realizado por Mong et al, a pontuação de sit to stand (STS) de 12 sujeitos com AVC crónico, 12 sujeitos idosos saudáveis e 12 sujeitos jovens, a força dos músculos flexores da anca, flexores e extensores do joelho, dorsiflexores do tornozelo e flexores plantares também foram registados através da utilização de um dinamómetro manual. A estabilidade dinâmica dos sujeitos foi também avaliada pela escala de equilíbrio de Berg (BBS) e pelo limite de estabilidade (LOS) [18]. Os resultados mostraram uma excelente fiabilidade interavaliadores e intraavaliadores do teste STS. Além disso, a fiabilidade teste-reteste do tempo de STS foi considerada elevada (intervalo ICC = 0,989-0,999). No entanto, não foi encontrada uma correlação significativa entre as 5 repetições do teste STS e os testes BBS e LOS em indivíduos com AVC [18]. De acordo com os resultados dos estudos acima referidos, pode concluir-se que o tempo de realização de 5 repetições bem sucedidas do teste STS é um teste valioso e válido para investigar a estabilidade dinâmica. No entanto, não pode representar os efeitos da força muscular na estabilidade da posição sentada para a posição de pé.

5.6 Fiabilidade dos parâmetros utilizados para avaliar o equilíbrio da localização

No estudo efectuado por Kyvelidou e al, foram recrutados para este estudo 34 bebés com desenvolvimento típico. Os bebés foram testados duas vezes em cada semana dos 4 meses do estudo. Foram utilizadas três sessões para garantir a fiabilidade intra-sessão. Os bebés foram colocados sobre a placa de força. O tempo de cada ensaio foi de 8,3 segundos e também foi gravado em vídeo. A prova foi selecionada de modo a não ter movimentos dos braços, quedas e inclinação do tronco superior a 45° para cada lado. Foram utilizadas abordagens lineares e não lineares para determinar a estabilidade sentada com base nas oscilações do COP, incluindo o RMS, a amplitude da oscilação, o comprimento da trajetória do COP nas direcções ML e AP, AP En, o maior expoente de Lyapunov e a dimensão da correlação para os planos AP e ML [19].

Os resultados deste estudo mostraram que o ICC intersessão para os parâmetros lineares estava entre 0,07 e 0,72. O intervalo no plano AP apresentou o CCI mais elevado. O CCI intra-sessão para os parâmetros lineares situou-se entre 0,19 e 0,76, sendo que a direção ML apresenta o valor mais elevado.

Para os parâmetros não lineares, o ICC intersessão variou entre 0 e 0,74 (AP-En na direção AP apresentou o valor mais elevado de ICC). Em contrapartida, o CCI intra-sessão variou entre 0,18 e 0,75, sendo que o AP-En na direção ML apresentou o maior valor de CCI. É de salientar que os resultados desta investigação mostraram que os parâmetros lineares e não lineares dos dados do COP são o método fiável de avaliação da estabilidade na posição sentada. O AP-En é o parâmetro não linear mais fiável, ao passo que o Lyapunov é o parâmetro menos fiável [19].

Referências

1. Santos, B.R., et al., *Reliability of centre of pressure summary measures of postural steadiness in healthy young adults.* Gait & Posture, 2008. **27**(3): p. 408-15.

2. Hadian, M.R., et al., *Reliability of center of pressure measures of postural stability in patients with unilateral anterior cruciate ligament injury.* J Appl Sci, 2008. **8**(17): p. 3019-25.

3. Raymakers, J., M. Samson, and H. Verhaar, *The assessment of body sway and the choice of the stability parameter (s).* Gait & Posture, 2005. **21**(1): p. 48-58.

4. Goldie, P.A., T.M. Bach, and O.M. Evans, *Force Platform measures for Evaluation postural control:Reliability and Validity.* Archives of Physical Medicine and Rehabilitation, 1989. **70**: p. 510-517.

5. Le Clair, K. e C. Riach, *Postural stability measures: what to measure and for how long.* Clinical Biomechanics, 1996. **11**: p. 176-178.

6. Doyle, R.J., et al., *Generalizability of center of pressure measures of quiet standing.* Gait & posture, 2007. **25**(2): p. 166-171.

7. Cavanaugh, J.T., V.S. Mercer, and N. Stergiou, *Approximate entropy detecta o efeito de uma tarefa cognitiva secundária no controlo postural em jovens adultos saudáveis: um relatório metodológico.* Journal of neuroengineering and rehabilitation, 2007. **4**: p. 42.

8. Mazaheri, M., et al., *Fiabilidade das medidas de análise de quantificação de recorrência do centro de pressão durante a posição de pé em indivíduos com distúrbios músculo-esqueléticos.* Medical engineering & physics, 2010. **32**(7): p. 808-12.

9. Caballero, C., D. Barbado, and F.J. Moreno, *What COP and Kinematic Parameters Better Characterize Postural Control in Standing Balance Tasks?* Journal of motor behavior, 2015. **47**(6): p. 550-62.

10. Reynard, F. e P. Terrier, *Local dynamic stability of treadmill walking: intrasession and week-to- week repeatability.* Jornal de biomecânica, 2014. **47**(1): p. 74-80.

11. Hamacher, D., et al., *Towards the assessment of local dynamic stability of level-grounded walking in an older population.* Medical engineering & physics, 2015. **37**(12): p. 1152-5.

12. Rabago, CA, JB Dingwell e JM Wilken, *Confiabilidade e Mudança Mínima Detetável de Medidas de Estabilidade Temporal-Espacial, Cinemática e Dinâmica durante a Marcha Perturbada.* PloS one, 2015. **10**(11): p. e0142083.

13. Hamacher, D., et al., *A fiabilidade da estabilidade dinâmica local na marcha enquanto envia mensagens de texto e executa um problema aritmético.* Gait and Posture, 2016. **44**: p. 200-203.

14. Triolo, R.J., et al., *The functional standing test; desenvolvimento e normalização de uma avaliação clínica da função de estar de pé.* Revista Engineering in Medicine and Biology, IEEE, 1993. **11**(4): p. 32 - 34.

15. Karimi, M.T., et al., *Performance of spinal cord injury individuals while standing with the Mohammad Taghi Karimi reciprocal gait orthosis (MTK-RGO).* Australasian physical & engineering sciences in medicine / apoiado pelo Australasian College of Physical Scientists in Medicine e pela Australasian Association of Physical Sciences in Medicine, 2013. **36**(1): p. 35-42.

16. Baardman, G., et al., *The influence of the reciprocal hip joint link in the Advanced Reciprocating Gait Orthosis on standing performance in paraplegia.* Prosthetics and Orthotics International, 1997. **21**(0309-3646 (Print)): p. 210-21.

17. Goldberg, A., et al., *The five-times-sit-to-stand test: validity, reliability and detectable change in older females.* Investigação clínica e experimental sobre o envelhecimento, 2012. **24**(4): p. 339-44.

18. Mong, Y., T.W. Teo, and S.S. Ng, *5-repetition sit-to-stand test in subjects with chronic stroke: reliability and validity.* Arquivos de medicina física e reabilitação, 2010. **91**(3): p. 407-13.

19. Kyvelidou, A., et al., *Reliability of center of pressure measures for assessing the development of sitting postural control.* Archives of physical medicine and rehabilitation, 2009. **90**(7): p. 1176-84.

Capítulo 6

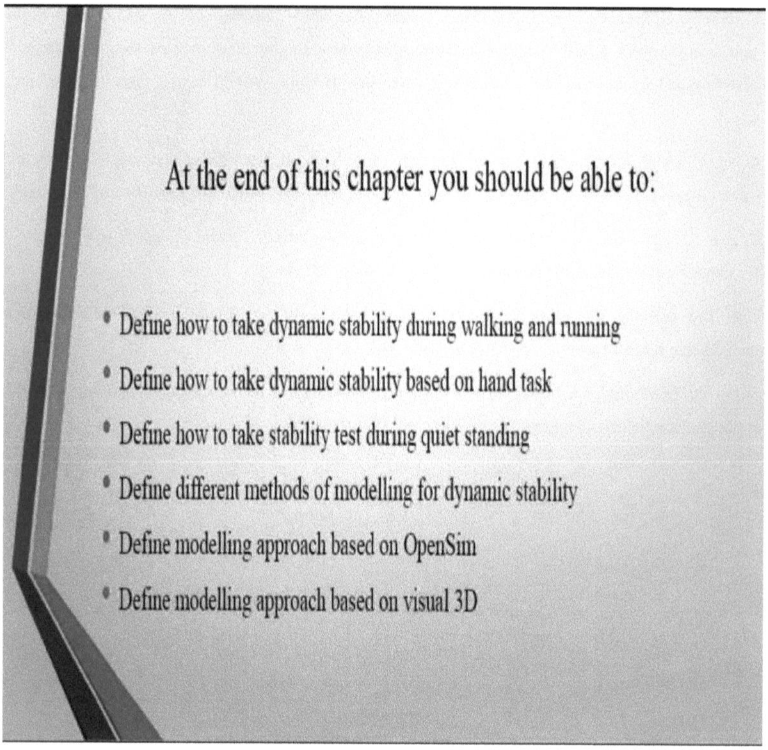

At the end of this chapter you should be able to:

- Define how to take dynamic stability during walking and running
- Define how to take dynamic stability based on hand task
- Define how to take stability test during quiet standing
- Define different methods of modelling for dynamic stability
- Define modelling approach based on OpenSim
- Define modelling approach based on visual 3D

6 Procedimento de análise de estabilidade

Neste capítulo, é mencionado em pormenor o procedimento de análise da estabilidade durante a posição de pé, a marcha, a execução de tarefas manuais, a posição sentada e a posição sentada-para-de pé.

6.1 análise da estabilidade durante a permanência em silêncio

Pede-se ao sujeito que se coloque em frente de uma placa de força e, em seguida, pede-se-lhe que se coloque sobre uma placa de força. Pede-se ao sujeito que se coloque numa posição confortável e olhe em frente para um ponto situado a dois metros de distância do sujeito. A frequência da recolha de dados varia entre 50 e 1000 Hz. O teste é recolhido durante 60 segundos. Os dados são filtrados com um filtro passa-baixo Butterworth com uma frequência de corte de 10 Hz. Os primeiros e os últimos 15 segundos dos dados são apagados para eliminar os efeitos da posição súbita na placa de força e da fadiga muscular, respetivamente. A saída da placa de força é exportada como ficheiro de texto e é aberta com o ficheiro Excel para análise posterior. As figuras 6.1 a 6.7 mostram o procedimento para efetuar a análise de estabilidade com base nos resultados da placa de forças.

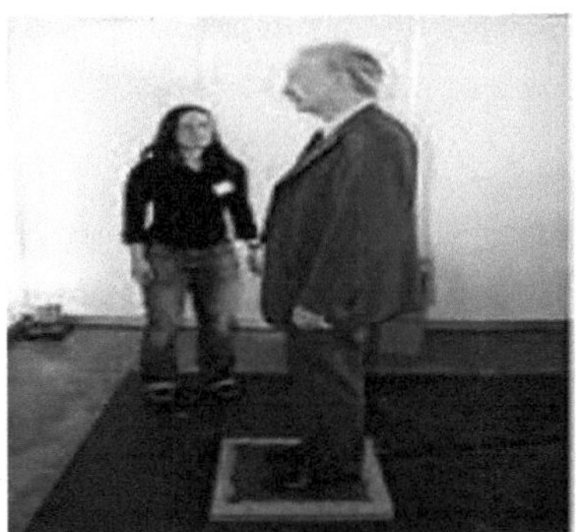

Figura 6.1: A primeira etapa da análise de estabilidade durante a posição de pé em silêncio

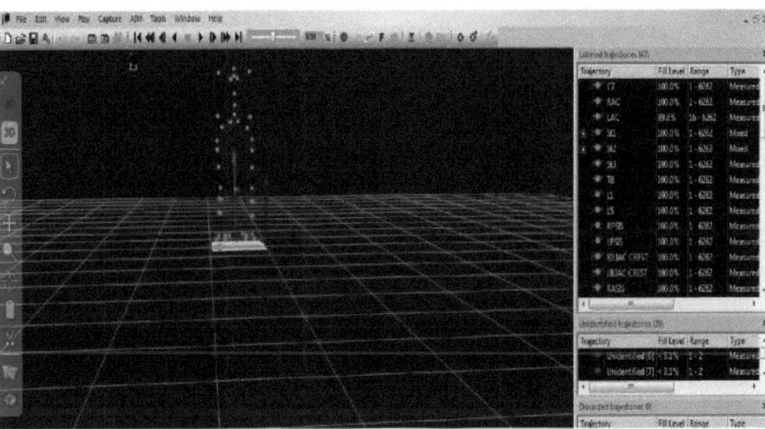

Figura 6.2: O ambiente do software Qualysis Tract Manager utilizado no sistema de análise de movimentos Qualysis com marcadores fixados em pontos anatómicos

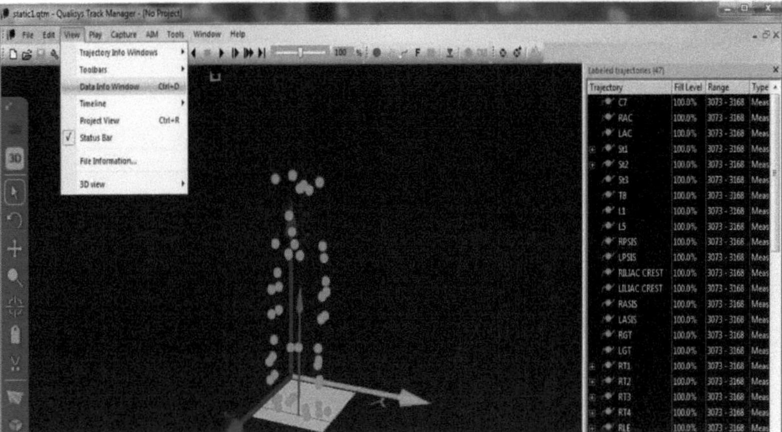

Figura 6.3: Avaliação da saída da placa de força relativamente ao teste de estabilidade em posição de repouso

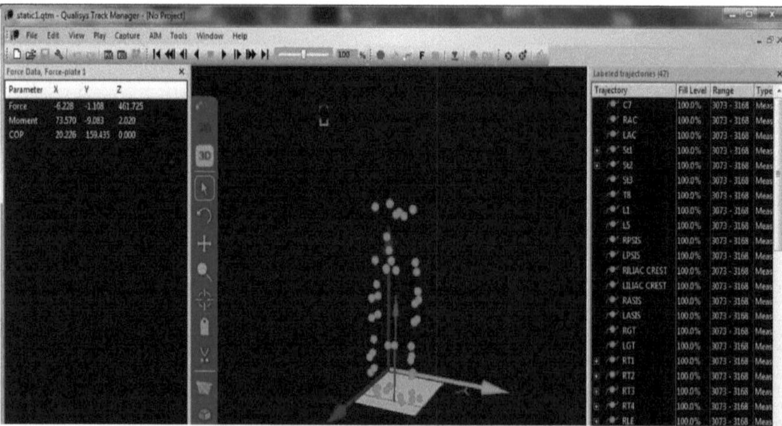

Figura 6.4: A possibilidade de verificar a saída da placa de forças, incluindo forças, COP e momentos

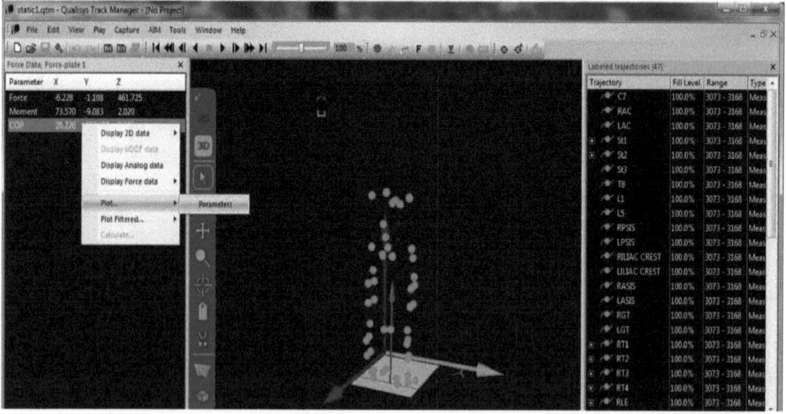

Figura 6.5: Possibilidade de verificar a saída dos balanços COP nas direcções mediolateral e anteroposterior

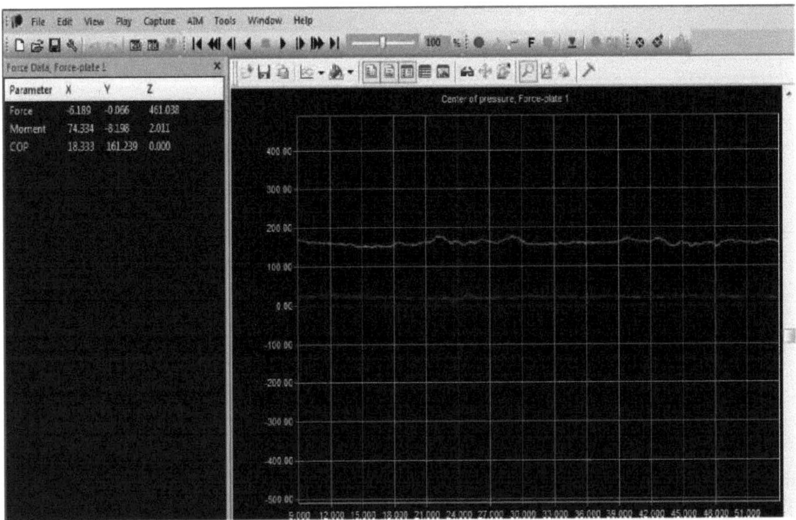

Figura 6.6: Gráficos das oscilações do COP nas direcções mediolateral e anteroposterior

Existe outra possibilidade de calcular os parâmetros de estabilidade através da utilização do Matlab. Alguns dos códigos Matlab são apresentados em Apêndice. É de salientar que os códigos Matlab são baseados nas equações apresentadas nos capítulos anteriores.

6.2 Medida de estabilidade dinâmica durante a marcha e a corrida

Como foi referido no capítulo anterior, a estabilidade dinâmica durante a marcha pode ser medida com base no índice de estabilidade dinâmica. Este índice avalia a localização do centro de massa (COM) em relação à base de apoio. A localização do COM durante a marcha pode ser obtida com base numa abordagem de modelação. Alguns marcadores são fixados em pontos de referência anatómicos. Dependendo da abordagem de modelação, podem ser utilizados vários números de marcadores. Existem duas abordagens principais que podem ser utilizadas neste contexto. Estas incluem o modelo de marcha plug-in e o modelo baseado em clusters (visual 3D).

6.2.1 Abordagem do modelo de marcha

Nesta abordagem do modelo, as marcas são colocadas principalmente nos aspectos laterais dos segmentos do corpo. Os seguintes marcadores são fixados no corpo:

Marcadores de cabeça: Cabeça dianteira esquerda (LFHD), cabeça dianteira direita (RFHD), cabeça traseira esquerda (LBHD), cabeça traseira direita (RBHD).

Marcadores do tronco: 7th vértebras cervicais (C7), 10th vértebras torácicas (T10), clavícula (CLAV), esterno (STRN), dorso direito (RBAK).

Marcadores de braço: marcador do ombro esquerdo (LSHO), marcador do ombro direito (RSHO), marcador do braço esquerdo (LUPA), marcador do braço direito (RUPA), cotovelo esquerdo (LELB), cotovelo direito

(RELB).

Marcadores do antebraço: Cotovelo esquerdo (LELB), cotovelo direito (RELB), marcador do antebraço esquerdo (LFRA), marcador do antebraço direito (RFRA), marcador do pulso esquerdo A (LWRA), marcador do pulso esquerdo B (LWRB), marcador do pulso direito A (RWRA), marcador do pulso direito B (RWRB).

Marcadores de mão: Marcador do pulso esquerdo A (LWRA), marcador do pulso esquerdo B (LWRB), marcador do pulso direito A (RWRA), marcador do pulso direito B (RWRB), dedo esquerdo (LFIN) e dedo direito (RFIN).

Pelve: EIAS esquerda (LASI), EIAS direita (RASI), sacro (SACR).

Marcadores de coxa: Joelho esquerdo (LKNE), coxa esquerda (LTHI), joelho direito (RKNE), coxa direita (RTHI).

Marcadores de haste: Joelho esquerdo (LKNE), tornozelo esquerdo (LANK), tíbia esquerda (LTIB), joelho direito (RKNE), tornozelo direito (RANK), tíbia direita (RTIB).

Marcadores de pés: Left toe (LTOE), Left heel (LHEE), left ankle (LANK), right toe (RTOE), right calcanhar (RHEE), tornozelo direito (RANK).

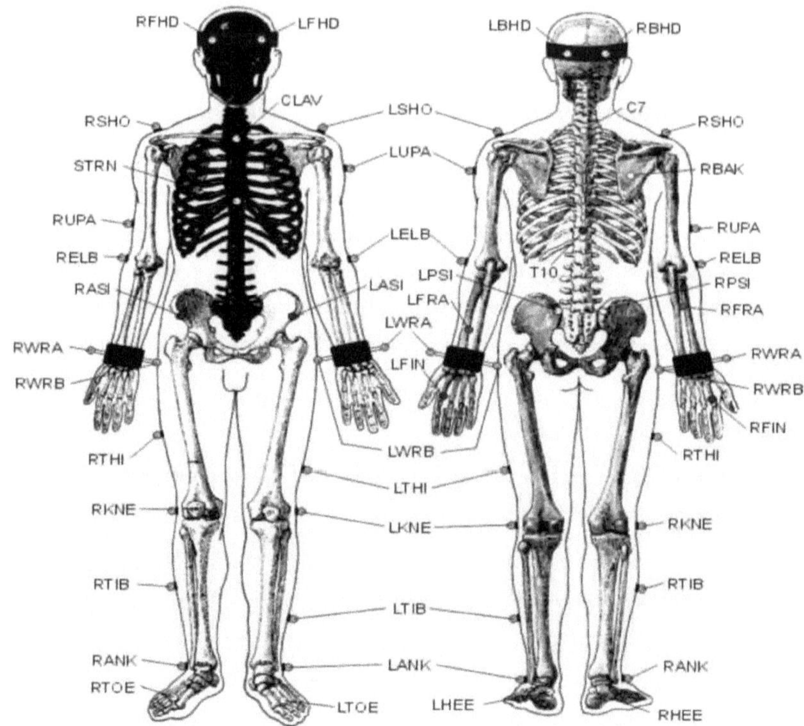

Figura 6.7: Fixação de marcadores com base no modelo de marcha Plug in

A Figura 6.7 mostra a localização dos marcadores utilizados com base nesta abordagem de modelo. Em alguns sistemas de análise de movimento, este modelo é executado automaticamente. Também é possível produzir este modelo noutros softwares, como o Visual 3D, que está fora do âmbito deste livro.

6.2.2 Abordagem de modelo baseado em clusters (Visual 3d)

Neste modelo, alguns marcadores são fixados em pontos de referência do corpo, incluindo cabeça do primeiro e quinto metatarsos direito e esquerdo (MT1, MT2), maléolo lateral e medial em ambos os lados (LLM, RLM, LMM, RLM), calcanhar em ambos os lados direito e esquerdo (RHeel, LHeel), epicôndilo medial e lateral do joelho direito e esquerdo (RL Knee, RM Knee, LL Knee, LM Knee), espinhas ilíacas anteriores superiores direita e esquerda (RASIS, LASIS), espinhas ilíacas posteriores superiores direita e esquerda (RPSIS, LPSIS), articulação acromioclavicular direita e esquerda (RAC, LAC), C7, T12, marcadores de cabeça direita e esquerda (ARH, ALH), ombro lateral direito e esquerdo (RLS, LLS), marcadores de braço direito e esquerdo (RARM1, RARM2, RARM3, LARM1, LARM2, LARM3) cotovelo lateral e medial direito e esquerdo (RLELB, RMELB, LLELB, LMELB), marcadores do rádio e da ulna direitos e esquerdos (RRAD, RULN, LRAD, LULA), antebraços direito e esquerdo (LFA, RFA) e mãos direita e esquerda (RHA, LHA).

Além disso, 4 ou 5 grupos de marcadores, constituídos por 4 marcadores fixados nas placas romboides, estão fixados na superfície anterolateral da perna e da coxa, tanto do lado direito como do lado esquerdo, e também na parte anterior do tronco. Por vezes, são fixados dois marcadores na crista ilíaca, incluindo a crista ilíaca direita e a esquerda (RIC, LIC). A figura 6.8 mostra a localização dos marcadores com base na abordagem visual do modelo 3d.

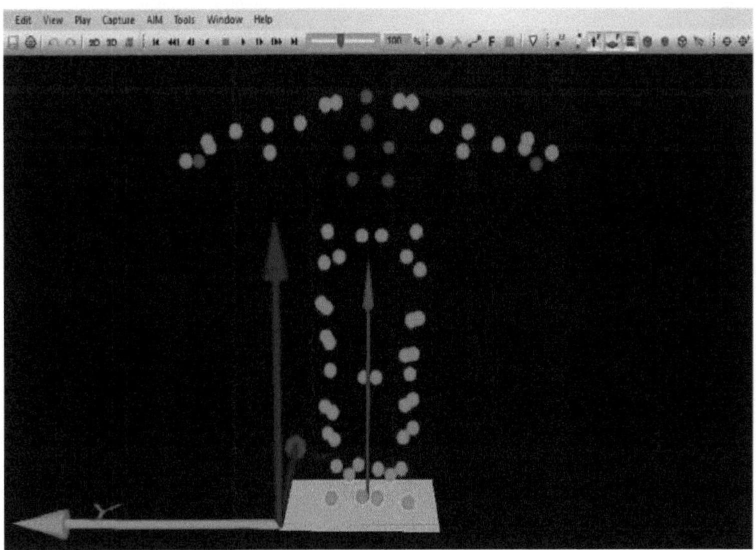

Figura 6.8: Localização dos marcadores fixados no corpo com base na abordagem visual do modelo 3d

6.2.3 Modelação do corpo com base em 3D visual

Segmento do pé: O segmento do pé é criado com base nas marcas fixadas nos metatarsos, calcanhares e maléolos para ambos os lados direito e esquerdo. A figura 6.9 mostra as definições das partes distal e proximal do pé e também as marcas de traçado.

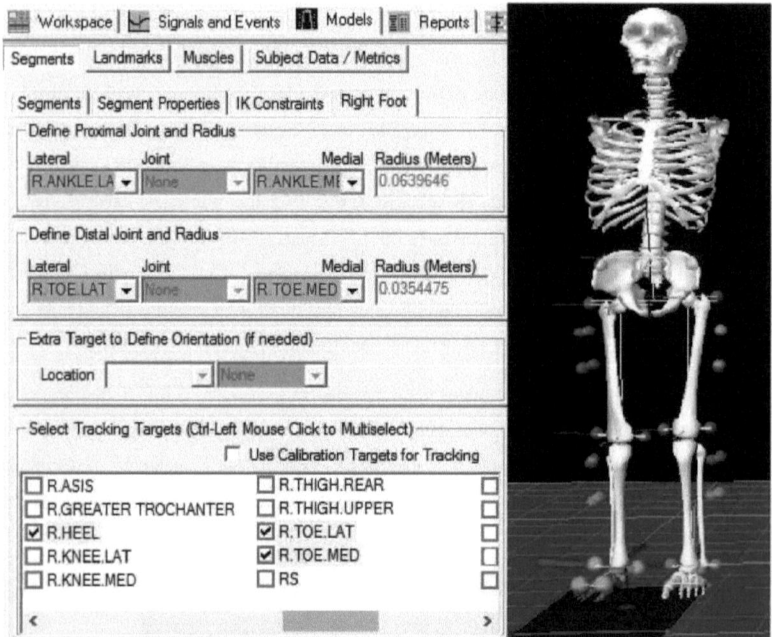

Figura 6.9: As definições das partes distal e proximal do pé e também os marcadores de traçado.

Segmento da perna: O segmento da perna é criado com base nas marcas fixadas no maléolo medial e lateral, marcas medial e lateral do joelho. Além disso, as marcas do cluster da perna são necessárias para definir este segmento. A figura 6.10 mostra as definições das partes distal e proximal da perna e também as marcas de traçado (marcas do cluster).

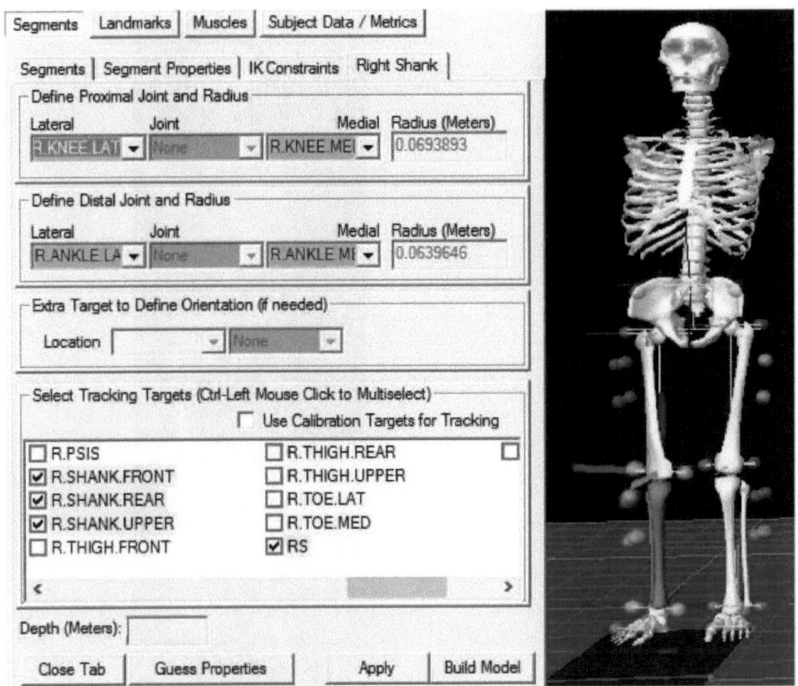

Figura 6.10: As definições das partes distal e proximal da haste e também os marcadores de traçado

Segmento da coxa: O segmento da coxa é criado com base nas marcas medial e lateral e no trocânter maior. Além disso, o cluster da coxa é necessário para definir este segmento. A figura 6.11 mostra a definição das marcas proximal e distal e das marcas de traçado.

Segmento pélvico: O segmento pélvico pode ser criado com base em duas abordagens. A primeira abordagem é Coda. As espinhas ilíacas ântero-superiores direita e esquerda, as espinhas ilíacas póstero-superiores direita e esquerda são necessárias para modelar a pelve com base na abordagem Coda. A segunda abordagem é a abordagem visual 3D. Com base nesta abordagem, são utilizadas as cristas ilíacas direita e esquerda e os trocânteres maiores direito e esquerdo. Além disso, uma profundidade é necessária para definir o segmento. A Figura 6.12 mostra as definições proximal e distal da pelve com base na abordagem visual 3D.

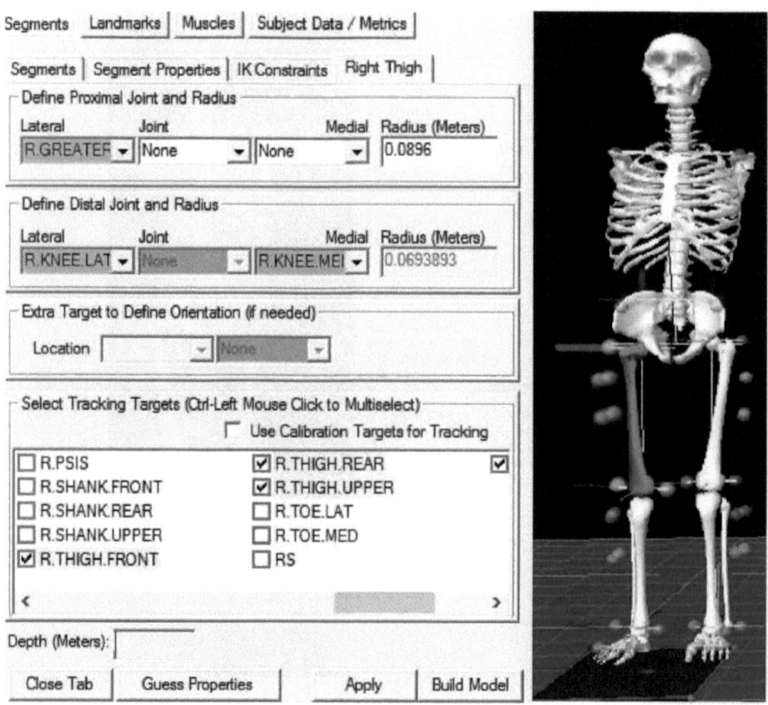

Figura 6.11: Definição dos marcadores proximais e distais e dos marcadores de traçado da coxa

Segmento do tronco: O segmento do tronco é definido com base nos marcadores da crista ilíaca e da articulação acromioclavicular. Além disso, o cluster fixado no tronco é utilizado como marcas de traçado. A figura 6.13 mostra a definição proximal e distal do segmento do tronco.

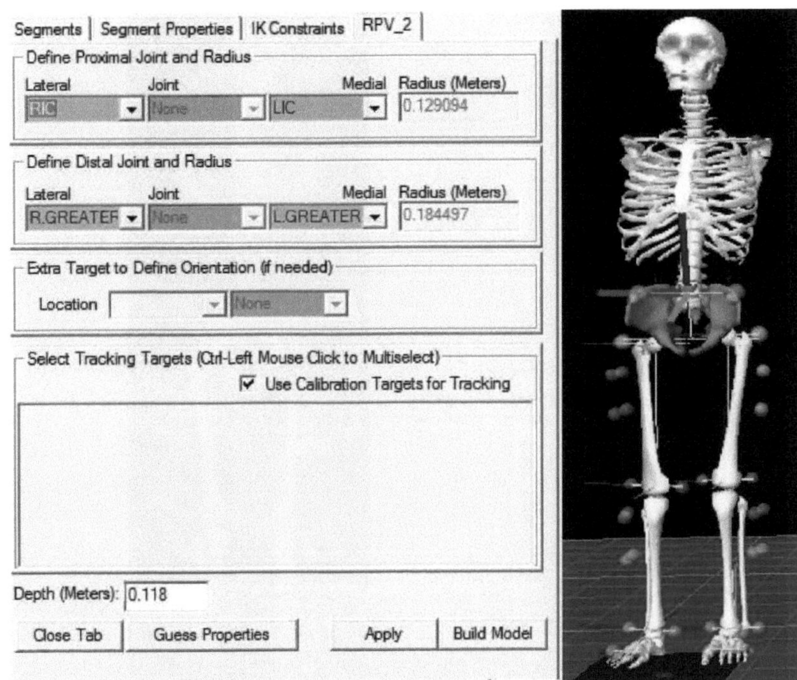

Figura 6.12: As definições proximal e distal da pélvis com base numa abordagem visual 3D.

Cabeça: O segmento da cabeça é definido com base nos marcadores fixados nas superfícies anterior e posterior da cabeça em proximal e marcadores fixados nas articulações acromioclaviculares direita e esquerda em distal. A figura 6.14 mostra as definições proximal e distal do segmento da cabeça.

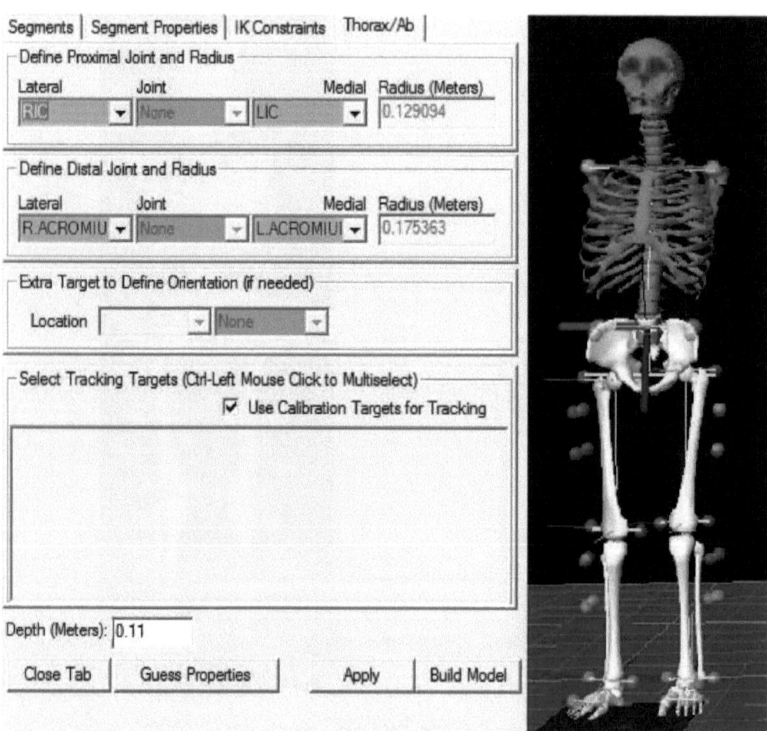

Figura 6.13: Definições proximal e distal do segmento do tronco

Segmentos do braço: Os segmentos do braço são definidos com base nas marcas do ombro na parte proximal e nas marcas medial e lateral na parte distal. Além disso, as outras três marcas fixadas no braço são utilizadas como marcas de traçado. A figura 6.15 mostra a definição das partes proximal e distal do segmento do braço.

Segmentos do antebraço: Os segmentos do antebraço são definidos com base nas marcas fixadas nos epicôndilos medial e lateral dos cotovelos na parte proximal e nas marcas fixadas nos tubérculos medial e lateral do pulso na parte distal. Os marcadores fixados no antebraço são utilizados como marcadores de traçado. A Figura 6.16 mostra a definição proximal e distal do antebraço.

Segmentos da mão: Os segmentos da mão são definidos com base nos marcadores fixados nos tubérculos medial e lateral do pulso na parte proximal e no marcador da mão na parte distal. A figura 6.17 mostra as definições proximal e distal da mão.

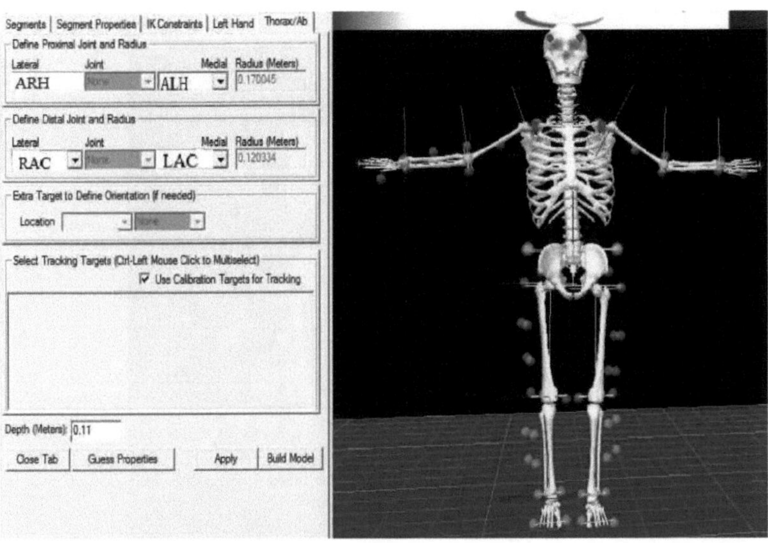

6.14 : A definição dos marcadores fixados nas partes proximal e distal da cabeça (vermelhos)

6.15 4 Determinação da localização COM com base na abordagem OpenSIM

O Open SIM é um software que pode ser utilizado para modelar os segmentos do corpo. Este software está a ser desenvolvido pela Universidade de Stanford. Deve ser mencionado que o OpenSIM é baseado principalmente no modelo número 2392 que foi desenvolvido por Delph et al [1]. O primeiro passo no OpenSIM é o escalonamento, que é baseado num ensaio estático. Os números e nomes dos marcadores no OpenSIM diferem dos de outros softwares. É importante que os marcadores sejam nomeados exatamente no formato OpenSIM, caso contrário não funciona. A saída de alguns softwares como Qualysis Tract Manager (QTM) é exportada como 3D para outros softwares como Mokka para produzir o formato Trc, que é compatível com OpenSIM. Os segmentos do corpo no OpenSIM são dimensionados manualmente (com base na medição dos pontos de referência no corpo) ou automaticamente (com base na localização dos marcadores). Deve ser enfatizado que a coordenação de X no OpenSIM é anteroposterior, Y é vertical e Z é mediolateral. É possível alterar a coordenação de um teste com base no OpenSIM. No passo seguinte, pode ser executada a cinemática inversa. O resultado da cinemática inversa é armazenado automaticamente num ficheiro que contém a cinemática das articulações e também as localizações do COM durante a marcha. A Figura 6.18 mostra o modelo produzido pelo software OpenSIM.

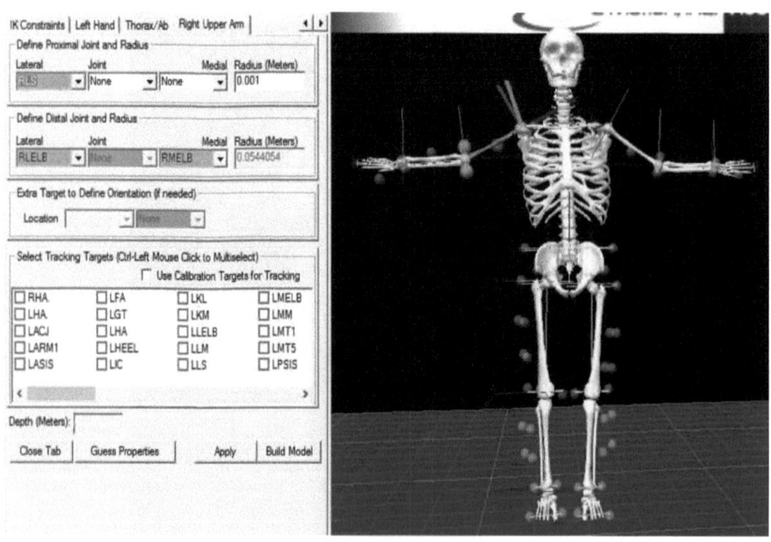

Figura 6.15: Definição dos marcadores fixados nas partes proximal e distal do segmento do braço

As seguintes marcas são necessárias para modelar o segmento do corpo no software Open SIM:

Pé direito: R.Calcanhar, R.Tornozelo.Lat, R.Tornozelo.Med, R.Dedo do pé.Med, R.Dedo do pé.Lat, R.Dedo do pé.Tip, R.Meio do pé.Lat, R.Meio do pé.Med.

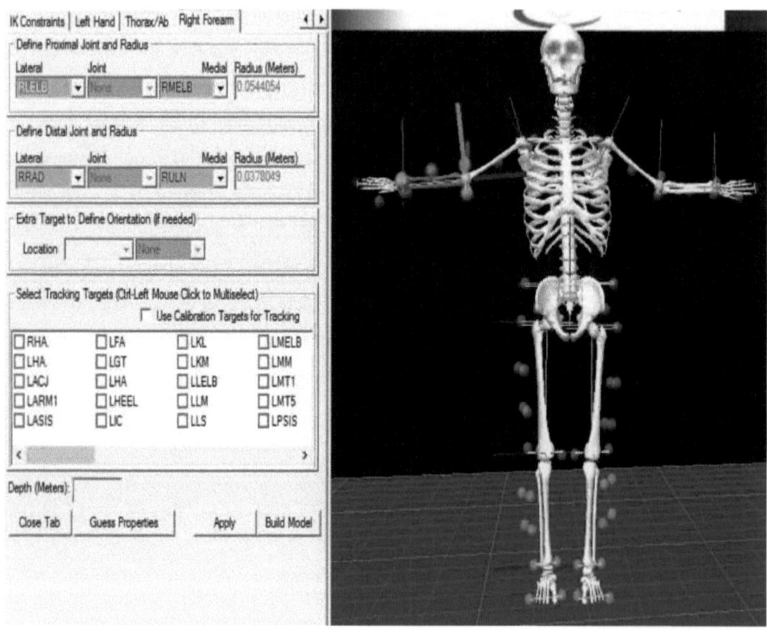

Figura 6.16: Definição dos marcadores fixados nas partes proximal e distal do segmento do antebraço

Pé esquerdo: Calcanhar L, tornozelo L, tornozelo L, tornozelo L, dedo do pé L, dedo do pé L, dedo do pé L, ponta do pé L, meio do pé L,

L.Midfoot.Med.

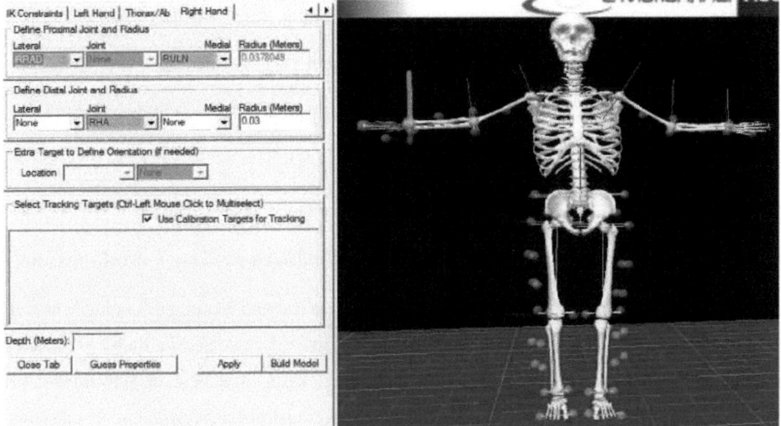

Figura 6.17: A definição dos marcadores fixados nas partes proximal e distal do segmento da mão

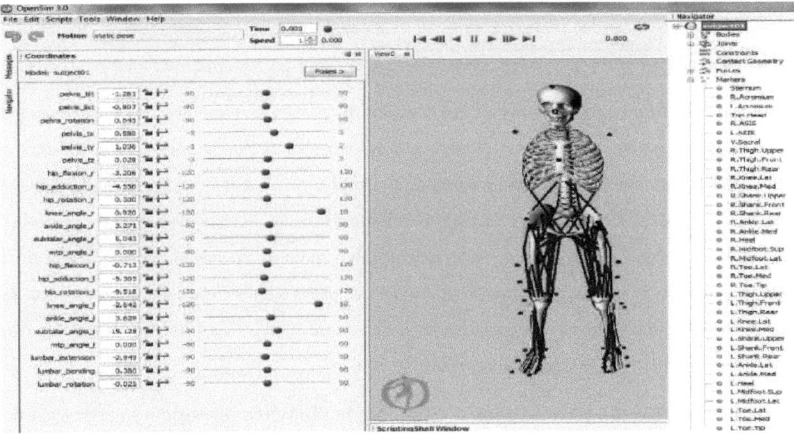

Figura 6.18: O modelo produzido no software OpenSIM e os nomes dos marcadores

Haste direita: R.Tornozelo.Lat, R.Tornozelo.Med, R.Joelho.Lat, R.Joelho.Med, R.Haste.Superior, R.Haste.Traseira, R.Haste.Frente.

Haste esquerda: L.Ankle.Lat, L.Ankle.Med, L.Knee.Lat, L.Knee.Med, L.Shank.Upper, L.Shank.Rear, L.Shank.Front.

Coxa direita: R.Joelho.Lat, R.Joelho.Med, R.Coxa.Superior, R.Coxa.Traseira, R.Coxa.Frontal.

Coxa esquerda: L.Joelho.Lat, L.Joelho.Med, L.Coxa.Superior, L.Coxa.Traseira, L.Coxa.Frente.

Pélvica: R.ASIS, L.ASIS, V.Sacral

Tronco: Esterno, Acrómio direito, Acrómio direito, C7, T10, Clavícula.

Braço direito: R.UA1, R.UA2, R.UA3, R.Cotovelo, R.MEL, R.UA.Medial, R.Acrómio.

Braço esquerdo: L.UA1, L.UA2, L.UA3, L.Cotovelo, L.MEL, L.Acromiun, L.UA.Medial.

Antebraço direito: R.Cotovelo, R.MEL, RFA.Superior, RFA.Raio, RFA.Ulna, R.Pulso.Med, R.Pulso.Lat.

Antebraço esquerdo: L.Elbow, L.MEL, LFA.Superior, LFA.Radius, LFA.Ulna, L.Wrist.Med, e L.Wrist.Lat.

Mão esquerda: Punho L.Med, Punho L.Lat, Nó LHN, Ulna LH, Raio LHN.

Mão direita: R.Pulso.Med, R.Pulso.Lat, RHN.Junta, RH.Ulna, RHN.Raio.

6.3 O procedimento utilizado para avaliar a estabilidade dinâmica durante a tarefa manual

Neste teste, pede-se aos sujeitos que se coloquem em frente a uma mesa (largura 80 cm, profundidade 60 cm) com altura igual a 5 a 10 cm abaixo da crista ilíaca. É-lhes pedido que movam cinco pesos cilíndricos pintados com cinco cores diferentes, com massa, altura e diâmetro iguais a 0,25 kg, 5 cm e 5 cm, respetivamente. Os pesos são colocados a cerca de 15 cm de distância, da esquerda para a direita, sobre os cinco círculos de cores diferentes. Atrás dos cilindros, é inserida uma fila de círculos coloridos com o mesmo espaçamento entre eles, mas numa ordem inversa. Para a segunda parte do teste, é utilizada uma pequena mesa com uma altura de 20 cm para analisar a estabilidade durante o alcance vertical. Esta pequena mesa está localizada 25 cm atrás da borda da mesa principal [2].

Os sujeitos são instruídos a ficar de pé na placa de força e, depois de ganharem estabilidade, é-lhes pedido que movam os pesos da esquerda para a direita para as cores correspondentes na fila de trás o mais rapidamente possível e que voltem novamente da direita para a esquerda. Desta forma, medem-se as oscilações ântero-posterior e mediolateral do COP e o tempo necessário para realizar as tarefas. O teste é repetido para recolher 5 tentativas bem sucedidas. Na segunda parte do teste, uma pequena mesa é colocada em cima e 25 cm atrás da borda da mesa principal e os sujeitos são convidados a mover os pesos cilíndricos e colocá-los em cima da pequena mesa, sem considerar as cores e a localização, e depois devolvê-los às primeiras posições. São recolhidos os mesmos parâmetros e os testes são repetidos 5 vezes [2].

6.4 O procedimento utilizado para avaliar a estabilidade dinâmica durante o movimento de sentar para levantar

Para este teste é utilizada uma cadeira sem braços, com altura igual a 43 centímetros do chão. Os sujeitos não podem usar as mãos; são instruídos a cruzar os braços sobre o peito, com as costas encostadas ao encosto vertical da cadeira. O examinador demonstra a técnica correta para realizar o teste, incluindo a posição de pé. A posição de pé completo é definida como uma posição em que o tronco está na vertical com os joelhos e as ancas estendidos [3-5]. O principal parâmetro avaliado neste teste é o tempo para efetuar o repouso. Por conseguinte, o tempo começa quando o examinador diz "vai" e pára quando as nádegas do participante alcançam o assento após a quinta posição de pé (Five times sit to stand) [6-8].

Outro método de estabilidade da posição sentada para a posição de pé é a avaliação do ângulo entre o tronco, a coxa e a perna [5, 9]. Neste procedimento, a análise de movimento 3D é utilizada para a análise do movimento. São colocados 22 marcadores em pontos anatómicos, incluindo cabeças dos metatarsos, tornozelos, calcanhares, joelhos, coxas, pélvis e tronco. Os sujeitos sentam-se numa cadeira com os joelhos a 90 graus de flexão e a uma distância do espaço poplíteo não superior a 4 centímetros do bordo do assento. É de salientar que não é permitido ao sujeito utilizar as mãos. Pede-se aos sujeitos que façam o movimento de sentar para levantar com uma velocidade confortável.

6.5 A avaliação da localização das crianças com disfunção neuromuscular

Como foi referido no capítulo anterior, este teste foi concebido para medir a estabilidade na posição sentada em crianças com deficiências neuromusculares com idades compreendidas entre os 2 e os 10 anos. Na verdade, este teste consiste em duas partes (cada uma com a duração de 5 minutos), incluindo repouso e alcance [10, 11]. Ambas as fases são gravadas em vídeo.

Na verdade, o autor identificou quatro constructos no teste, incluindo: estabilidade proximal, tónus postural, alinhamento postural e equilíbrio [12, 13].

O equilíbrio é avaliado como a capacidade de deslocar o peso do corpo para alcançar a linha média sem utilizar o apoio das mãos. A capacidade dos indivíduos foi classificada de 1 a 4, com base nos seguintes critérios:

Grau 1: Desloca o peso e retoma a posição da linha média enquanto alcança sem apoio das mãos

Grau 2: Desloca o peso mas não retoma a linha média, a outra mão é utilizada para o ajudar

Grau 3: Fraca capacidade de deslocação do peso ao alcançar. A outra mão é utilizada para apoio

Grau 4: Incapacidade de manter uma posição sentada independente enquanto estende a mão. Faltam todos os critérios de equilíbrio.

Tónus proximal: é definido como a capacidade de manter uma cabeça erecta e uma relação de 90-90-90 graus entre a pélvis, a coxa, a perna e o tornozelo com ombros, braços, mãos e pernas relaxados. Também é classificado de 1 a 4 com base nos seguintes critérios:

Grau 1: Capacidade de manter uma posição sentada independente em repouso, nas seguintes condições a) Com a cabeça ao nível do chão, sem qualquer inclinação dos olhos

b) Com os ombros e os braços relaxados, os ombros estão deprimidos e os antebraços e as mãos estão apoiados na mesa.

c) Com a perna relaxada e ligeiramente separada, a anca, o joelho e o tornozelo formam ângulos rectos aproximados

Grau 2: Manter uma posição sentada independente em repouso com falta de uma das capacidades acima mencionadas

Grau 3: Sem capacidade para manter uma posição sentada independente, com ausência de duas ou mais das capacidades acima mencionadas

Grau 4: Sem capacidade para manter uma posição sentada independente (ausência de todos os critérios acima mencionados)

Estabilidade proximal: A estabilidade proximal é definida como a capacidade de mover livremente a cabeça e o braço enquanto se mantém uma posição sentada direita e descontraída. É classificada de acordo com a seguinte diretriz.

Grau 1: Mover a cabeça livremente do tronco em repouso, para cima, para baixo, de um lado para o outro e de ombro para ombro, sem movimentos compensatórios do tronco

Grau 2: Capacidade de mover a cabeça livremente em repouso para um dos movimentos acima mencionados

Grau 3: Falta de capacidade para mover a cabeça sem movimento compensatório do tronco

Grau 4: Movimento da cabeça associado à perda de uma posição sentada independente em repouso.

Alinhamento postural: é a capacidade de manter uma posição sentada simétrica, mantendo o alinhamento da cabeça, da pélvis e das pernas nos planos frontal e sagital. É classificado de acordo com os seguintes critérios:

Grau 1: manter uma posição sentada independente com:

a) A cabeça alinhada com o tronco, na linha média e nivelada no plano horizontal (sem inclinação para a frente, para trás ou para os lados).

b) Pelve em posição relativamente natural (sem inclinação anterior, posterior ou lateral)

c) Os pés apoiam-se no chão em alinhamento com os joelhos

Grau 2: Com a capacidade de manter uma posição sentada independente em repouso, com incapacidade de controlar um dos critérios acima mencionados.

Grau 3: Com a capacidade de manter uma posição sentada independente em repouso, mas faltam dois ou mais dos critérios acima mencionados.

Grau 4: Sem capacidade para controlar todos os critérios acima mencionados.

Parte do alcance: A segunda parte deste teste avalia as capacidades dos sujeitos durante o teste de alcance, que abrange 4 partes, incluindo o tónus postural, a estabilidade proximal, o alinhamento postural e o equilíbrio.

O alinhamento postural é o segundo a seguir:

Grau 1: Manter uma posição sentada independente enquanto estende a mão com

a) Cabeça alinhada com o tronco na linha média e nivelada no plano horizontal

b) Pélvis numa posição relativamente natural

c) Os pés colocados no chão em alinhamento com os joelhos

Grau 2: Mantém uma posição sentada independente enquanto alcança; no entanto, falta um dos critérios acima mencionados

Grau 3: Manter uma posição sentada independente, com falta de dois ou mais critérios acima mencionados

Grau 4: Incapacidade de manter um equilíbrio sentado independente enquanto alcança

Estabilidade proximal: é classificada com base nos seguintes critérios:

Grau 1: Estende a mão para a frente e cruza a linha média com um movimento livre do braço; o tronco é estável e o braço que não está a ser estendido repousa confortavelmente no colo.

Grau 2: Estende a mão para a frente e cruza a linha média com um movimento livre do braço, com a ajuda da outra mão para aumentar a estabilidade

Grau 3: Fraca estabilidade para atravessar a linha média. Muda de mão para alcançar um objeto. A estabilidade é assegurada pela outra mão.

Grau 4: Incapaz de manter a estabilidade de forma independente enquanto alcança.

Equilíbrio: é pontuado da seguinte forma:

Grau 1: Desloca o peso e retoma a posição da linha média enquanto alcança sem apoio das mãos

Grau 2: Desloca o peso, mas não retoma a linha média, com a outra mão utilizada para assistência

Grau 3: Fraca capacidade de deslocação do peso ao alcançar. A outra mão é utilizada para apoio

Grau 4: Incapacidade de manter uma posição sentada independente enquanto estende a mão. Faltam todos os critérios de equilíbrio.

A avaliação do tónus postural ao alcançar é a mesma que a do tónus postural ao sentar. É definido como a capacidade de manter uma cabeça erecta e uma relação de 90-90-90 graus entre a pélvis, a coxa, a perna e o tornozelo com ombros, braços, mãos e pernas relaxados. Também é pontuado de 1 a 4 com base nos seguintes critérios:

Grau 1: Capacidade de manter uma posição sentada independente em repouso nas seguintes condições a) Com a cabeça ao nível do chão, sem inclinação dos olhos

b) Com os ombros e os braços relaxados, os ombros estão deprimidos e os antebraços e as mãos estão apoiados na mesa.

c) Com a perna relaxada e ligeiramente separada, a anca, o joelho e o tornozelo formam ângulos rectos aproximados

Grau 2: Manter uma posição sentada independente em repouso com falta de uma das capacidades acima mencionadas

Grau 3: Sem capacidade para manter uma posição sentada independente, com ausência de duas ou mais das capacidades acima mencionadas

Grau 4: Sem capacidade para manter uma posição sentada independente (ausência de todos os critérios acima mencionados)

Por conseguinte, as pontuações finais variaram entre 4 e 16 para cada uma das condições de repouso e de alcance. A pontuação mais baixa representa mais capacidade e menos independência.

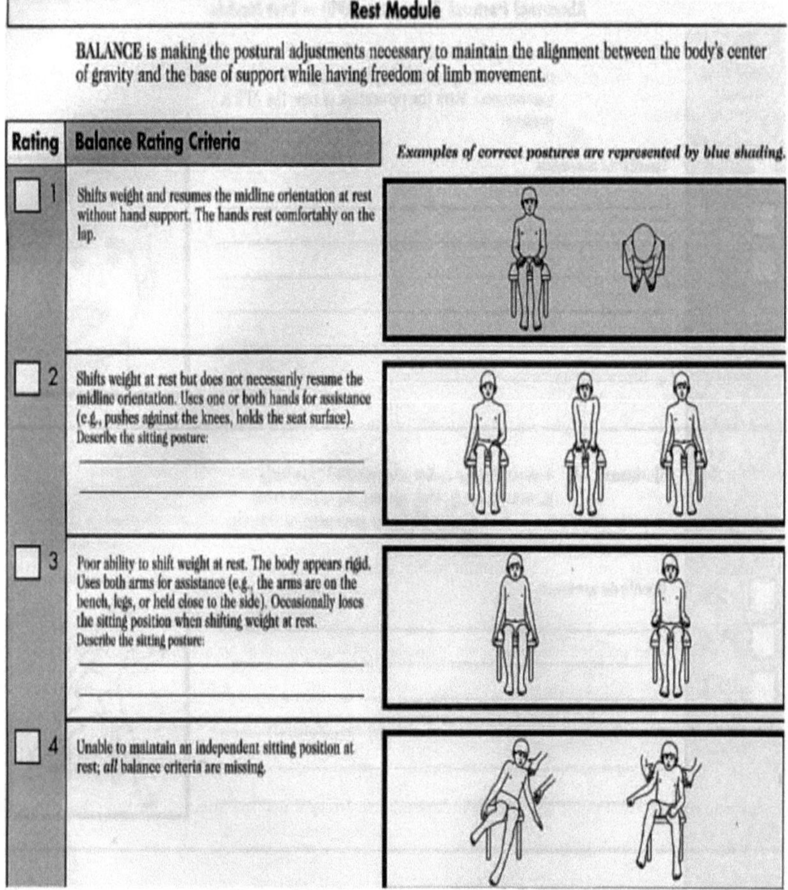

Rest Module

BALANCE is making the postural adjustments necessary to maintain the alignment between the body's center of gravity and the base of support while having freedom of limb movement.

Examples of correct postures are represented by blue shading.

Rating	Balance Rating Criteria
☐ 1	Shifts weight and resumes the midline orientation at rest without hand support. The hands rest comfortably on the lap.
☐ 2	Shifts weight at rest but does not necessarily resume the midline orientation. Uses one or both hands for assistance (e.g., pushes against the knees, holds the seat surface). Describe the sitting posture: ______
☐ 3	Poor ability to shift weight at rest. The body appears rigid. Uses both arms for assistance (e.g., the arms are on the bench, legs, or held close to the side). Occasionally loses the sitting position when shifting weight at rest. Describe the sitting posture: ______
☐ 4	Unable to maintain an independent sitting position at rest; *all* balance criteria are missing.

Figura 6.19: Critérios de classificação do equilíbrio em posição de repouso

Referências

1. Delp, S.L., et al., *OpenSim: software de código aberto para criar e analisar simulações dinâmicas de movimento.* IEEE transactions on bio-medical engineering, 2007. 54(11): p. 1940-50.

2. Karimi, M.T. e S. Solomonidis, *A relação entre os parâmetros dos testes de estabilidade estática e dinâmica.* Jornal de investigação em ciências médicas: o jornal oficial da Universidade de Ciências Médicas de Isfahan, 2011. 16(4): p. 530-5.

3. Boukadida, A., et al., *Determinantes das tarefas sit-to-stand em indivíduos com hemiparesia após*

acidente vascular cerebral: Uma revisão. Anais de medicina física e de reabilitação, 2015. 58(3): p. 167-72.

4. Alm, M., et al., *Clinical evaluation of seating in persons with complete thoracic spinal cord injury.* Spinal cord, 2003. 41(10): p. 563-71.

5. Schenkman, M., et al., *Whole-body movements during rising to standing from sitting.* Phys Ther, 1990. 70(10): p. 638-48; discussão 648-51.

6. Duncan, R.P., A.L. Leddy, and G.M. Earhart, *Five times sit-to-stand test performance in Parkinson's disease.* Arch Phys Med Rehabil, 2011. 92(9): p. 1431-6.

7. Whitney, S.L., et al., *Clinical measurement of sit-to-stand performance in people with balance disorders: validity of data for the Five-Times-Sit-to-Stand Test.* Phys Ther, 2005. 85(10): p. 1034-45.

8. Goldberg, A., et al., *The five-times-sit-to-stand test: validity, reliability and detectable change in older females.* Aging Clin Exp Res, 2012. 24(4): p. 339-44.

9. Roebroeck, M.E., et al., *Biomechanics and muscular activity during sit-to-stand transfer.* Clin Biomech (Bristol, Avon), 1994. 9(4): p. 235-44.

10. Hadders-Algra, M., et al., *Desenvolvimento de ajustes posturais durante o alcance em bebés com PC.* Dev Med Child Neurol, 1999. 41(11): p. 766-76.

11. Myhr, U. e L. von Wendt, *Improvement of functional sitting position for children with cerebral palsy.* Dev Med Child Neurol, 1991. 33(3): p. 246-56.

12. Wang, K. e M.H. Palmer, *Desenvolvimento e validação de um instrumento para avaliar o comportamento de ir à casa de banho das mulheres relacionado com a eliminação urinária: resultados preliminares.* Nurs Res, 2011. 60(3): p. 15864.

13. Reid, D.T., *Desenvolvimento e validação preliminar de um instrumento para avaliar a qualidade do sentar de crianças com disfunção neuromotora.* Fisioterapia e terapia ocupacional em pediatria, 1995. 15(1): p. 53-82.

Apêndices

Apêndice 1

DYNAMIC GAIT INDEX **DATE: ____________**

Grading: record the lowest category that applies.

1. **Gait level surface**: <u>Instructions:</u> *Walk at your normal speed from here to the next mark (20').*
(3) Normal: walks 20', no assistive devices, good speed, no evidence for imbalance, normal gait pattern.
(2) Mild impairment: walks 20', uses assistive devices, slower speed, mild gait deviations.
(1) Moderate impairment: walks 20', slow speed, abnormal gait patters, evidence for imbalance.
(0) Severe impairment: cannot walk 20' without assistance, severe gait deviations or imbalance.

2. **Change in gait speed.** <u>Instructions:</u> *Begin walking at your normal pace (for 5'), when I tell you "go", walk as fast as you can (for 5'). When I tell you "slow", walk as slowly as you can (for 5').*
(3) Normal: Able to smoothly change walking speed without loss of balance or gait deviation. Shows significant difference in walking speeds between normal, fast and slow paces.
(2) Mild impairment: Is able to change speed but demonstrates mild gait deviations, or no gait deviations but unable to achieve a significant change in velocity, or uses as assistive device.
(1) Moderate impairment: Makes only minor adjustments to walking speed, or accomplishes a change in speed with significant gait deviations, or changes speed but loses balance but is able to recover and continue walking.
(0) Severe impairment: Cannot change speeds, or loss balance and has to reach for a wall or be caught.

3. **Gait with horizontal head turns.** <u>Instructions:</u> *Begin walking at your normal pace. When I tell you to "look right", keep walking straight, but turn your head to the right. Keep looking to the right until I tell you "look left", then keep walking straight and turn your head to the left. Keep your head to the left until I tell you, "look straight", then keep walking straight, but return your head to the centre.*
(3) Normal: Performs head turns smoothly with no change in gait.
(2) Mild impairment: Performs head turns smoothly with slight change in gait velocity, i.e. minor disruption to smooth gait path or uses walking aid.
(1) Moderate impairment: Performs head turns with moderate change in gait velocity, slows down, staggers, but recovers, can continue to walk.
(0) Severe impairment: Performs task with severe disruption of gait, i.e. staggers outside 15" path, loses balance, stops, reaches for wall.

4. **Gait with vertical head turns.** <u>Instructions:</u> *Begin walking at your normal pace. When I tell you to "look up", keep walking straight, but tip your head and look up. Keep looking up until I tell you, "look down". Then keep walking straight and turn your head down. Keep looking down until I tell you, " look straight", then keep walking straight, but return your head to the centre.*
(3) Normal: Performs head turns smoothly with no change in gait.
(2) Mild impairment: Performs head turns smoothly with slight change in gait velocity, i.e. minor disruption to smooth gait path or uses walking aid.
(1) Moderate impairment: Performs head turns with moderate change in gait velocity, slows down, staggers, but recovers, can continue to walk.
(0) Severe impairment: Performs task with severe disruption of gait, i.e. staggers outside 15" path, loses balance, stops, reaches for wall.

5. Gait and pivot turn. *Instructions: Begin walking at your normal pace. When I tell you, "turn and stop", turn as quickly as you can to face the opposite direction and stop.*
(3) Normal: Pivot turns safely within 3 seconds and stops quickly with no loss of balance.
(2) Mild impairment: pivot turns safely in >3 seconds and stops with no loss of balance.
(1) Moderate impairment: Turns slowly, requires verbal cueing, requires several small steps to catch balance following turn and stop.
(0) Severe impairment: Cannot turn safely, requires assistance to turn and stop.

6. Step over obstacle. *Instructions: Begin walking at your normal speed. When you come to the shoebox, step over it, not around it, and keep walking.*
(3) Normal: Is able to step over box without changing gait speed; no evidence for imbalance.
(2) Mild impairment: Is able to step over shoe box, but must slow down and adjust steps to clear box safely.
(1) Moderate impairment: Is able to step over box but must stop, then step over. May require verbal cueing.
(0) Severe impairment: Cannot perform without assistance.

7. Step around obstacles. *Instructions: Begin walking at normal speed. When you come to the first cone (about 6' away), walk around the right side of it. When you some to the second cone (6' past first cone), walk around it to the left.*
(3) Normal: Is able to walk safely around cones safely without changing gait speed; no evidence of imbalance.
(2) Mild impairment: Is able to step around both cones, but must slow down and adjust steps to clear cones.
(1) Moderate impairment: Is able to clear cones but must significantly slow speed to accomplish task, or requires verbal cueing.
(0) Severe impairment: Unable to clear cones, walks into one or both cones, or requires physical assistance.

8. Steps. *Instructions: Walk up these stairs as you would at home.(i.e. using a rail if necessary. At the top, turn around and walk down.*
(3) Normal: Alternating feet, no rail.
(2) Mild impairment: Alternating feet, must use rail.
(1) Moderate impairment: Two feet to a stair, must use rail.
(0) Severe impairment: Cannot do safely.

TOTAL SCORE

Admission:____________________ Date:______________________

Discharge:____________________ Date:______________________

Signature: _____________________ Designation: ___________________

Apêndice 2

```
clc;
close all;
clear all;
load('data.mat');
cop_x = data.Force.COP(1,:);
cop_y = data.Force.COP(2,:);
F_x = data.Force.Force(1,:);
F_y = data.Force.Force(2,:);
F_z = data.Force.Force(3,:);
frq_f = data.Force.Frequency;
t = data.Force.NrOfSamples/frq_f;
ACOPAP = abs(max(cop_x) - min(cop_x));
ACOPML = abs(max(cop_y) - min(cop_y));
PLAP =0;PLML=0;TPL=0;
for i=1:length(cop_x)-1
   PLAP = PLAP + abs(cop_x(1,i+1)-cop_x(1,i));
   PLML = PLML + abs(cop_y(1,i+1)-cop_y(1,i));
   TPL = TPL + ((cop_x(1,i+1)-cop_x(1,i))^2 + (cop_x(1,i+1)-cop_x(1,i))^2)^0.5;
end
VAP = PLAP/t;
VML = PLML/t;
TV = TPL/t;
SDAP = std(cop_x);
SDML = std(cop_y);
Sway_area = ACOPAP*ACOPML*pi*0.25;
SDFZ = std(F_z);
SDFX = std(F_x);
SDFY = std(F_y);
COPMF = meanfreq([cop_x;cop_y].',frq_f);
%%
% Create some random data
% s = [2 2];
% x = randn(334,1);
% y1 = normrnd(s(1).*x,1);
% y2 = normrnd(s(2).*x,1);
data = [cop_x;cop_y];
data = data.';
% Calculate the eigenvectors and eigenvalues
covariance = cov(data);
[eigenvec, eigenval ] = eig(covariance);

% Get the index of the largest eigenvector
[largest_eigenvec_ind_c, r] = find(eigenval == max(max(eigenval)));
largest_eigenvec = eigenvec(:, largest_eigenvec_ind_c);

% Get the largest eigenvalue
largest_eigenval = max(max(eigenval));

% Get the smallest eigenvector and eigenvalue
if(largest_eigenvec_ind_c == 1)
```

```
    smallest_eigenval = max(eigenval(:,2));
    smallest_eigenvec = eigenvec(:,2);
else
    smallest_eigenval = max(eigenval(:,1));
    smallest_eigenvec = eigenvec(1,:);
end

% Calculate the angle between the x-axis and the largest eigenvector
angle = atan2(largest_eigenvec(2), largest_eigenvec(1));

% This angle is between -pi and pi.
% Let's shift it such that the angle is between 0 and 2pi
if(angle < 0)
    angle = angle + 2*pi;
end

% Get the coordinates of the data mean
avg = mean(data);

% Get the 95% confidence interval error ellipse
chisquare_val = 2.4477;
theta_grid = linspace(0,2*pi);
phi = angle;
X0=avg(1);
Y0=avg(2);
a=chisquare_val*sqrt(largest_eigenval);
b=chisquare_val*sqrt(smallest_eigenval);

% the ellipse in x and y coordinates
ellipse_x_r  = a*cos( theta_grid );
ellipse_y_r  = b*sin( theta_grid );

%Define a rotation matrix
R = [ cos(phi) sin(phi); -sin(phi) cos(phi) ];

%let's rotate the ellipse to some angle phi
r_ellipse = [ellipse_x_r;ellipse_y_r]' * R;

% Draw the error ellipse
plot(r_ellipse(:,1) + X0,r_ellipse(:,2) + Y0,'-')
hold on;

% Plot the original data
scatter(data(:,1), data(:,2),'r','.');
mindata = min(min(data));
maxdata = max(max(data));
xlim([mindata-3, maxdata+3]);
ylim([mindata-3, maxdata+3]);
hold on;
```

```
% Plot the eigenvectors
quiver(X0, Y0, largest_eigenvec(1)*sqrt(largest_eigenval), largest_eigenvec(2)*sqrt(largest_eigenval), '-r
quiver(X0, Y0, smallest_eigenvec(1)*sqrt(smallest_eigenval), smallest_eigenvec(2)*sqrt(smallest_eigen\
hold on;

% Set the axis labels
xlabel('x');
ylabel('y');
ellipse_area = a*b*pi;
title(['the 95% confidence ellipse area is = ',num2str(ellipse_area)]);
```

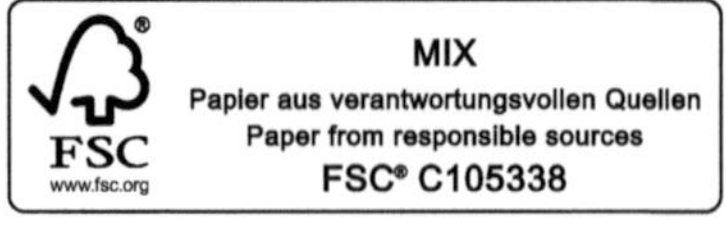

Printed by Books on Demand GmbH, Norderstedt / Germany